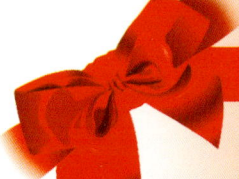

爱心帖

专家提示

* 用药须遵医嘱

* 不自行用药

* 不擅自增减药量

* 不随意停药

* 注意药物不良反应

* 用药不求新、贵，只求安全有效

《专家指导合理用药》

挂号费丛书 升级版

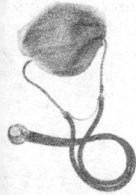

| 姓名 | | 性别 | | 年龄 | | 就诊卡号 | |

专家指导
合理用药

| 科别 | 药剂科 | 日期 | | 费别 | |

主　编　杜文民

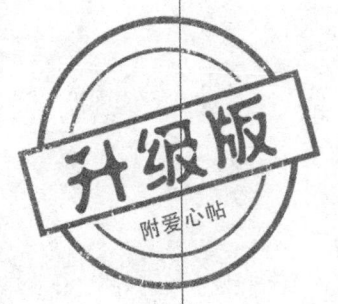

附爱心帖

| 药价 | |

上海科学技术文献出版社

图书在版编目（CIP）数据

专家指导合用理药/杜文民主编．—上海：上海科学技术文献出版社，2012.3
ISBN 978-7-5439-5064-1

Ⅰ.①专… Ⅱ.①杜… Ⅲ.①用药法—问题解答 Ⅳ.① R452-44

中国版本图书馆 CIP 数据核字（2011）229628 号

责任编辑：何　蓉
美术编辑：徐　利

专家指导合理用药
杜文民　主编

*

上海科学技术文献出版社出版发行
（上海市长乐路 746 号　邮政编码 200040）
全国新华书店经销
昆山市亭林彩印厂印刷

*

开本 850×1168　1/32　印张 6.375　字数 142 000
2012 年 3 月第 1 版　2014 年 6 月第 3 次印刷
ISBN 978-7-5439-5064-1
定价：15.00 元
http://www.sstlp.com

总序

挂号费丛书·升级版

随着人们物质文化生活水平的提高,一旦生了病,就不再满足于"看病拿药"了。病人希望了解自己的病是怎么得的?怎么诊断?怎么治疗?怎么预防?当然这也和疾病谱的变化有关。过去,患了大叶性肺炎,打几针青霉素,病就好了。患了夜盲症,吃些鱼肝油丸,也就没事了。至于怎么诊断、治疗、怎么预防,人们并不十分关心。因为病好了,没事了,事过境迁,还管它干嘛呢?可是现代的病不同了,许多的病需要长期治疗,有的甚至需要终生治疗。许多病不只需要打针服药,还需饮食治疗、心理调适。这样,人们自然就需要了解这些疾病的相关知识了。

到哪里去了解?当然应该问医生。可是医生太忙,有时一个上午要看四五十位病人,每看一位病人也就那么五六分钟,哪有时间去和病人充分交谈。病人有困惑而不解,自然对医疗服务不满意,甚至对医嘱的顺从性就差,事实上便影响了疗效。

病人及其家属有了解疾病如何防治的需求,而门诊的医生爱莫能助。这个矛盾如何解决?于是提倡普及医学科学知识,报刊、杂志、广播、电视都常有些介绍,对一般群众增加些防病、治病的知识,当然是好,但对于患了某病的病人或病人的家属而言,就显得不够了,因为他们有很多很多的问题要问。把与某一疾病相关的知识汇集成册,是一个好主意，病人或家属一册在手，犹如请来了一位家庭医生，随时可以请教。

上海科学技术文献出版社有鉴于此，新出一套"挂号费丛书"。每册之售价约为市级医院普通门诊之挂号费，故以名之。"挂号费丛书"尽选常见病、多发病，聘请相关专家编写该病的来龙去脉、诊断、治疗、护理、预防……凡病人或家属可能之疑问，悉数详尽解述。每册10余万字，包括数百条目，或以问诊方式，一问一答，十分明确；或分章节段落，一事一叙一目了然。而且作者皆是各科专家，病人或家属所需了解之事他们自然十分清楚，所以选题撰稿，必定切合需要。而出版社方面则亦在字体、版式上努力，使之更能适应各阶层、各年龄之读者需要。

所谓珠联璧合，从内容到形式，"挂号费丛书"确有独到之处。我相信病人或家属读了必能释疑解惑，健康的人读了也必有助于防病强身。故在丛书即将出版之时，缀数语于卷首，或谓之序，其实即是叙述我对此丛书之认识，供读者参考而已。不过相信诸位读后，必谓我之所言不谬。

复旦大学附属中山医院内科学教授
上海市科普作家协会理事长
杨秉辉

挂号费丛书·升级版总序

感冒发热合理用药

- 流感与普通感冒用药有何不同 …………………… 002
- 治疗流感选药要注意什么 …………………………… 002
- 特殊人群选药注意什么 ……………………………… 003
- 流感患者联合用药注意什么 ………………………… 003
- 常用感冒药组方有哪些 ……………………………… 004
- 服用感冒药要注意些什么 …………………………… 005
- 如何消除治感冒就用抗生素的错误观念 ………… 008
- 阿司匹林是退热药,为什么还会引起发热 ……… 009
- 哪种药物对流感病毒具有哪些抗病毒作用 ……… 010
- 感冒通引起血尿是怎么回事 ………………………… 010
- 维生素C银翘片对感冒发热症状有哪些治疗
  效果 ……………………………………………………… 011
- 对乙酰氨基酚的肝损害是什么 ……………………… 012
- 安乃近有哪些不良反应 ……………………………… 013
- 布洛芬有哪些不良反应 ……………………………… 014
- 儿童服用布洛芬过量如何处理 ……………………… 014
- 哪些人应慎用阿司匹林 ……………………………… 015
- 哪些人应慎用酚麻美敏(泰诺) …………………… 015
- 如何正确服用阿司匹林 ……………………………… 016

抗菌药物的合理使用

- 什么是抗菌药物 ……………………………………… 020
- 什么是抗生素 ………………………………………… 020

专家指导 合理用药

目录

什么是耐药性 ……………………………… 020
抗菌药物分为几类 ………………………… 020
抗菌药物为什么凭处方才能购买 ………… 021
凭什么样的处方可以买抗生素类药 ……… 021
抗菌药物滥用的危害是什么 ……………… 022
抗菌药物的主要不良反应有哪些 ………… 023
如何预防和处理抗菌药物的不良反应 …… 024
老年人使用抗菌药物的注意事项是什么 … 025
小儿应当慎用或禁用的抗菌药物有哪几类 … 025
常见的抗生素使用误区有哪些 …………… 026
长期使用抗生素会致癌吗 ………………… 027
林可霉素有如此不良反应吗 ……………… 029
林可霉素滴眼液也会引起不良反应吗 …… 029
阿莫西林能否经常服用？会有不良反应吗 … 030
怀孕29周有尿路感染能用头孢菌素吗 …… 031
什么是合理使用抗菌药物的"三不三问" … 031
氨苄西林针剂是否可用青霉素皮试液做皮试 … 032
常用的头孢菌素有几种 …………………… 033
儿童和孕妇可否服用诺氟沙星 …………… 034
治疗灰指甲用伊曲康唑与氟康唑何者
　不良反应小 ……………………………… 034
孕妇使用甲磺酸左氧氟沙星注射液对胎儿会有
　影响吗 …………………………………… 035
阴道念珠菌感染是否可使用甲硝唑静脉滴注 … 036
克拉霉素有何不良反应？是否会引起静脉炎 … 036
左氧氟沙星有哪些不良反应 ……………… 037
青霉素类药物有何配伍禁忌 ……………… 037
庆大霉素是否会引起听力下降 …………… 038
如何正确服用异烟肼 ……………………… 039

使用抗生素无效的原因有哪些 …………………… 041
使用青霉素类药物应注意些什么 ………………… 042
斯皮仁诺有哪些不良反应？使用时有哪些注意
　事项 ……………………………………………… 043
服用头孢哌酮会出现哪些不良反应 ……………… 045
幼儿注射头孢呋辛过敏是否有后遗症 …………… 046
头孢唑啉有哪些不良反应 ………………………… 047
盐酸克林霉素有哪些不良反应 …………………… 047
胃溃疡患者是否可服用阿莫西林？该药对胃肠道
　刺激大吗 ………………………………………… 048
患者使用某些抗生素时为什么会有出血倾向 …… 048
抗微生物药和常用的免疫抑制剂之间有什么相互
　作用 ……………………………………………… 049
慢性阻塞性肺疾病急性加重患者何时应用
　抗生素 …………………………………………… 049
什么是抗生素三联 ………………………………… 049
哺乳期妇女如何安全使用抗菌药物 ……………… 050
抗菌药物对孕妇的危害有哪些 …………………… 050
治疗结核病的药物会引起肝肾功能损害吗 ……… 051

心脑血管病合理用药

脑血管疾病怎样合理用药 ………………………… 054
冠心病患者应该随身准备什么药 ………………… 057
服用降脂药物者如何服用保健品 ………………… 060
降压药有哪些不良反应？应如何正确选择 ……… 062
三种"降压片"的区别、不良反应和注意事项
　是什么 …………………………………………… 065
每日服用一次的高血压药,什么时间服用最合适 …… 065

睡前加服降压药能"平安过夜"吗 ………………… 066
抗心绞痛的药为什么反而引起心绞痛 …………… 066
阿司匹林与依那普利相"排斥"吗 ………………… 068
多巴胺与多巴酚酊胺是否相同 …………………… 068
血管紧张素转换酶抑制剂的其他有益临床作用是什么？
　有哪些不良反应 ………………………………… 068
哪些药物最"伤心" ………………………………… 069
降脂药有哪些不良反应 …………………………… 070
高血压患者如何合理用药并做好日常保健 ……… 073
高血压患者如何选择降压药物 …………………… 075
如何联合应用降压药物 …………………………… 076
福辛普利有何不良反应 …………………………… 077
吲达帕胺有何药理作用和不良反应 ……………… 078
治疗高血压的药物有哪些种类？分别适用于哪些
　情况的高血压病症？有哪些不良反应 ………… 079
肠溶阿司匹林可用于治疗脑出血后遗症吗 ……… 091

激素类药物的合理使用

服用"息隐"药物流产失败是药物质量有问题吗 …… 094
自己服用雌激素调理行吗 ………………………… 094
糖皮质激素是否能常用 …………………………… 095
糖皮质激素停药前后有什么不良反应 …………… 099
如何早期发现糖皮质激素引起的股骨头坏死 …… 100
突停雌激素会贻害健康吗 ………………………… 100
促蛋白合成类固醇的潜在不良反应是什么 ……… 101
服避孕药阴道出血怎么办 ………………………… 101
哪些妇女应慎用或禁用药物流产 ………………… 102
脑白金任何年龄的人都能用吗 …………………… 103

口服避孕药经多长时间能完全排出体外 …………… 104
非那雄胺的药理作用是什么 …………… 104
缩宫素使用时应注意些什么？它能用于催乳吗 …… 105
达那唑有哪些药理作用和不良反应 …………… 106
如何比较达英-35和妈富隆的作用效果…………… 107
紧急避孕药有哪些危害 …………………… 108
含激素类药物有哪些 ……………………… 110

中药的合理使用

服中药有哪些禁忌 ………………………… 113
甘草及其制剂有哪些不良反应 …………………… 113
凉茶也是药吗 ……………………………… 115
为什么咳嗽不可乱服川贝糖浆 …………………… 116
不要滥用胖大海 …………………………… 117
为什么中药汤剂别过夜 …………………………… 117
为什么中西药双管齐下有时也不行 …………… 118
为什么服中药也有不良反应 …………………… 119
牛黄有何功效及不良反应 …………………… 119
鱼腥草素钠片和六味地黄丸是否可以同时服用 …… 121
长期服用甘露消毒丸会引起肾功能损害吗 ……… 121
中药中毒该如何预防 …………………… 122
服用中药是否无不良反应 ……………………… 123
当归、川芎、黄芪的功效及其不良反应是什么 …… 124

小儿合理用药

儿童使用抗生素有哪些注意事项 ……………… 128
儿童用药只要参照成人减点量就行了吗 ………… 128

哪些药物要慎用于儿童 …………………………… *129*
儿童癫痫安全用药错误有哪些 ………………… *132*
小儿感冒用药错误有哪些 ………………………… *135*
小儿感冒常用药有哪些 …………………………… *138*
小儿慎用的抗菌药物有哪些 ……………………… *139*
儿童用药平安三要诀是什么 ……………………… *140*
为什么小儿发热不要盲目服用退热药 …………… *141*
流感疫苗有何不良反应？如何合理使用 ………… *143*
如何看待流行性感冒疫苗的不良反应与合理
　使用 ……………………………………………… *144*

家庭用药小常识

对付药物不良反应有哪些办法 …………………… *147*
为什么错误的服药方式容易产生不良反应 ……… *149*
如何正确鉴别药物不良反应 ……………………… *151*
饮酒对药物疗效有影响吗 ………………………… *154*
为什么吃药后开车危险可能超过酒后驾驶 ……… *156*
家庭容易误用的药物有哪些 ……………………… *158*
为什么节日不可讳医忌药 ………………………… *161*
服用哪些药期间要忌口 …………………………… *163*
怎样克服慢性病用药成瘾 ………………………… *165*
服完药后可否立即入睡 …………………………… *168*
药品说明书应该给吗 ……………………………… *169*
药物过了有效期还能用吗 ………………………… *169*
为什么有的人对某种药品过敏 …………………… *170*
哪些药品容易出现药物相互作用 ………………… *170*
营养保健品能否与药同用 ………………………… *170*
口服药物应当注意哪些问题 ……………………… *171*

家庭储备药品须知有哪些 …………………… 173
为何睡觉前勿服止咳药 ……………………… 174
为什么胶囊不可以打开服用 ………………… 175
为什么不可滥用速效感冒胶囊 ……………… 175
为什么变了色的药片不能吃 ………………… 176
为什么购药不宜只看药名 …………………… 177
怎样识别伪劣药品 …………………………… 178
怎样识别药物是否变质 ……………………… 179
怎样识别药物的批号和有效期 ……………… 180
怎样阅读药品说明书 ………………………… 181
怎样理解"剂量"、"常用量"、"极量"和"致死量" …… 183
怎样理解"毒药"、"剧药"、"限剧药"和"麻醉药" …… 183
怎样理解"慎用"、"忌用"和"禁用" ……… 184
怎样理解"饭前"、"饭后"和"睡前服药" ………… 184
用药为什么不宜超剂量 ……………………… 185
用药为什么不宜求杂 ………………………… 186
用药为什么不宜求贵 ………………………… 186
用药为什么不宜求新 ………………………… 187
家庭用药有哪些注意点 ……………………… 188
静脉补液时自行缩短输液时间行吗 ………… 189
静脉补液中出现浑浊、沉淀了还可以用吗 … 189

挂号费丛书·升级版总书目

感冒发热合理用药

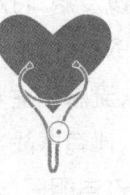

姓名 Name _____ 性别 Sex _____ 年龄 Age _____
住址 Address _____
电话 Tel _____
住院号 Hospitalization Number _____
X 光号 X-ray Number _____
CT 或 MRI 号 CT or MRI Number _____
药物过敏史 History of Drug Allergy _____

流感与普通感冒用药有何不同

流感与普通感冒容易混淆,流感与普通感冒都是由病毒感染呼吸道引起的,但它们是两种不同的疾病。

普通感冒30%～50%是由鼻病毒引起的,任何季节都可以发病,特点是散发性不引起流行;流感是由流感病毒引起的,特点是具有流行性。流感的发病季节多在晚秋和冬天,流感的症状非常典型,一发病即出现高热,常达39℃以上,伴有寒战、肌肉酸痛、头痛、咽痛、乏力;而普通感冒则鼻塞流涕明显,也可发热,但体温不会太高,头痛、咽痛、咳嗽比较轻微。

治疗流感选药要注意什么

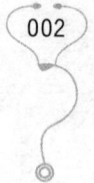

专门治疗流感的药很少,选用抗流感的复方西药不能两种同时服用,那样会增加毒性和不良反应;含有西药成分的抗流感药可以与中成药合用,可增强治疗效果。

流感的药物治疗主要分为3类:一类是抗病毒治疗:如复方胺酚烷胺(感康)、金刚乙胺。二类是对症治疗:如解热镇痛药:如对乙酰氨基酚治疗发热、周身酸痛、头痛;盐酸伪麻黄碱消除鼻黏膜充血水肿治疗鼻塞;抗过敏药马来酸氯苯那敏减轻打喷嚏、流泪等;氢溴酸右美沙芬减轻咳嗽。三类是抗菌治疗:值得提出的是,如果流感没有继发细菌感染,如扁桃体炎、细菌性肺炎等无需使用抗生素治疗。

目前市售的感冒药大多是几种药物成分的组合,如美息伪麻(白加黑)、复方氨酚烷胺(感力康)、双扑伪麻(银得菲)、复方氨酚葡锌(康必得)等。以上药物治疗流感都可以选用,但含有化学成分的抗流感西药、中西合剂不可同时服用两种,因为同服会增加毒性和不良反应。

许多治疗感冒、流感的中成药,一种药物即具有抗病毒、抗菌消炎、退热的作用,如连花清瘟胶囊。流感患者往往体内毒火很盛,像清开灵胶囊(颗粒)、双黄连片(注射液)、清热解毒口服液、银黄胶囊等都具有很好的清内火作用,况且中成药具有毒性和不良反应小的特点,更方便患有其他疾病的流感患者选药。

治疗流感选用含有化学成分的西药合用一种甚至两种抗流感的中成药效果最佳,治疗流感的西药可以与任何一种治流感的中成药同服,而且会加强治疗作用。

特殊人群选药注意什么

孕妇及哺乳期妇女患流感后,应在医师指导下尽量选用中成药或中药治疗。糖尿病、高血压、心脏病、肾病患者尽量不选用对肝肾功能有损害的抗流感药,抑郁症、精神疾病、癫痫患者尽量不选用含有金刚烷胺、金刚乙胺成分的药物。

流感患者联合用药注意什么

尽量避免联合或连续应用,氨基糖苷类抗生素和利尿剂同用,或几种氨基糖苷类抗生素同用,耳聋性作用明显增加。需联合用药时应掌握其指征。早期发现定期监测,如应用耳毒性药物,要及时发现中毒的早期症状,用药期间如出现高音调耳鸣、耳胀、耳聋、眩晕、恶心、步态不稳等现象应及时停药。

常用感冒药组方有哪些

酚麻美敏片：对乙酰氨基酚(325 mg)、马来酸氯苯那敏(2 mg)、氢溴酸右美沙芬(15 mg)、盐酸伪麻黄碱(30 mg)。

对乙酰氨基酚缓释片：对乙酰氨基酚(650 mg)。

氨酚伪麻美芬片Ⅱ/氨麻苯美片(白片)：对乙酰氨基酚(325 mg)、氢溴酸右美沙芬(15 mg)、盐酸伪麻黄碱(30 mg)；

氨酚伪麻美芬片Ⅱ/氨麻苯美片(黑片)：对乙酰氨基酚(325 mg)、盐酸苯海拉明(25 mg)、氢溴酸右美沙芬(15 mg)、盐酸伪麻黄碱(30 mg)。

氨酚伪麻美芬片/氨麻美敏片Ⅱ(日片)：对乙酰氨基酚(500 mg)、氢溴酸右美沙芬(15 mg)、盐酸伪麻黄碱(30 mg)；

氨酚伪麻美芬片/氨麻美敏片Ⅱ(夜片)：对乙酰氨基酚(500 mg)、马来酸氯苯那敏(2 mg)、氢溴酸右美沙芬(15 mg)、盐酸伪麻黄碱(30 mg)。

复方氨酚烷胺胶囊：对乙酰氨基酚(250 mg)、马来酸氯苯那敏(2 mg)、金刚烷胺(100 mg)、人工牛黄(10 mg)、咖啡因(15 mg)。

复方盐酸伪麻黄碱缓释胶囊：马来酸氯苯那敏(4 mg)、盐酸伪麻黄碱(90 mg)。

复方磷酸可待因溶液：(每 10 ml 含量)马来酸溴苯那敏(4 mg)、磷酸可待因(9 mg)、愈创木酚甘油醚(200 mg)、盐酸麻黄碱(10 mg)。

服用感冒药要注意些什么

（1）汽车驾驶员，白天应该服用不含氯苯那敏或苯海拉明的感冒药。

（2）青光眼患者，使用含抗组胺药的感冒药应格外当心，因为含抗组胺药的感冒药兼有轻度阿托品样作用，可升高眼压，加重青光眼病情。

（3）消化性溃疡或支气管哮喘患者，不应使用含阿司匹林的感冒药。

（4）甲状腺功能亢进、糖尿病、缺血性心脏病、高血压、前列腺肥大患者，应避免使用含麻黄碱成分的感冒药。

（5）特别要注意的是，不要同时服用组成成分相同或相似的几种感冒药，因为这样做可能会引起毒性反应。

用抗菌药治感冒的病例

小王今年26岁，2天前受凉后出现鼻塞、流涕，无咳嗽、咳痰，体温37℃。小王平时没有什么基础疾病，也不抽烟、不喝酒。他在抽屉里找到酚麻美敏片（泰诺感冒片）和左氧氟沙星片（可乐必妥）后，马上开始服用。可是，服药2天，他的病情并没有好转。

感冒是病毒感染性疾病，抗菌药对病毒无效。例子中的小王目前并没有细菌感染的征象，如发热、咯黄痰等，因此不必使用抗菌药左氧氟沙星片。另外，小王没有发热、头痛，也没有咳嗽，因此，不必使用含有解热镇痛药和镇咳祛痰药的感冒药酚麻美敏片。

建议：小王应服用含缩血管和抗组胺药的感冒药，如复方盐酸伪麻黄碱。

感冒选药不对症的病例

李阿姨今年62岁，3天前洗澡时不慎受凉，以后出现发热、头痛、咳嗽。去医院查血常规正常，胸部X线片提示两肺未见明显异常。虽然医师嘱咐她多喝水、注意休息，不用服药，但李阿姨还是擅自服用了上次生病时剩下来的复方氨酚烷胺胶囊（快克胶囊）。

感冒药复方氨酚烷胺胶囊并不含镇咳祛痰药成分，因此，不适合目前有明显咳嗽、咯痰症状的李阿姨服用。

建议：李阿姨应改服含有镇咳祛痰药的氢溴酸右美沙芬，这样才能有效缓解李阿姨的发热、头痛、咳嗽等全部症状。

感冒重复用药病例

4天前，26岁的李小姐加班劳累后，出现发热、鼻塞、流涕、咳嗽、咳白痰、痰量较多，夜间尤剧。自行服用酚麻美敏片（泰诺感冒片）和复方磷酸可待因溶液（联邦止咳露）后，李小姐发热、鼻塞、流涕、咳嗽等症状有所好转，但出现了口干、痰黏且不易咳出，同时嗜睡严重，影响工作和学习。这是为什么呢？

李小姐的做法存在重复用药以及未对症治疗两个问题。

（1）重复用药：复方磷酸可待因溶液和酚麻美敏片，都含有抗组胺药溴苯那敏和氯苯那敏。抗组胺药有中枢抑制作用和抗胆碱作用，中枢抑制作用可导致嗜睡、疲劳、乏力等不良反应；抗胆碱作用可导致口干、舌燥，使痰干、黏度增加、不易咯出等。

（2）未对症治疗：李小姐有痰，且痰量较多，应当使用祛痰药，促进痰液排出，保持呼吸道通畅，改善通气功能。复方磷酸可待因溶液中含有中枢镇咳药可待因，酚麻美敏片则含中枢止咳药右美沙芬，两药联用，使镇咳作用进一步加强，造成痰黏且不易咯出。

建议：李小姐应改服含有镇咳祛痰药的氢溴酸右美沙芬，联合标准桃金娘油（古诺通）口服，同时加用复方甘草合剂。

感冒用药剂量过大、服药时间过长病例

张大爷今年65岁,有慢性肝炎病史20余年。3天前出现乏力、鼻塞、流涕等感冒症状,自测体温37.4℃,遂自行服用氨酚伪麻美芬片(日夜百服宁),每次2片,每日3次。服用后感觉症状明显改善,而且晚上睡得比较好,就一直服了2个星期都没停。药吃完了就去医院配药,可医师一听他这个情况,赶紧给他抽血化验肝功能,结果肝酶明显升高。张大爷想不通,这是为什么呢?

每片氨酚伪麻美芬片中含对乙酰氨基酚500 mg,张大爷一天吃6片氨酚伪麻美芬片,那么一天就吃了3 g对乙酰氨基酚。对乙酰氨基酚虽然是一种历史悠久的解热镇痛药,目前广泛用于各类止痛及抗感冒,但是长期或过量服用对乙酰氨基酚会引起肝损伤、肾损伤、粒细胞缺乏、血小板减少等不良反应,特别是本身有肝、肾疾病的患者更应该注意。

建议:成年人服用对乙酰氨基酚每天不得超过2 g,疗程最长也不应超过10天。

如何消除治感冒就用抗生素的错误观念

医院里经常会碰到一些患者对医师说:"大夫,我这几

天感冒了,请给我开几盒头孢吃吃",或者要求"开几针青霉素打打。"听起来这似乎是件很平常的事,不值得大惊小怪。

实际上,绝大部分感冒是由于病毒引起的。流行性感冒患者,一般发热3~5天之后,体温逐渐降至正常,若无继发性感染,很快能恢复健康。一般感冒与流行性感冒的区别是发热不高、全身症状轻微,在治疗上对无并发症的大多数患者,只需要简单的对症处理以减轻症状即可,病情轻的可以照常工作或减为轻工作,即使不用任何药物,有1周左右的时间待人体免疫力恢复后,亦可自愈。病情较重者应注意休息,以热姜汤发汗或多饮开水,发热头痛较重者给予复方阿司匹林片退热,还可用1%盐酸麻黄碱滴鼻液,让鼻腔通气功能恢复。老人、小儿、体质虚弱者,可对症选用银翘解毒丸、桑菊感冒片等,病毒性感冒可加用一些抗病毒药物,如吗啉胍片。

如果没有发生细菌性并发症,则根本没有必要使用抗生素,因为对病毒来说抗生素是肯定无效的。把抗生素当成一种预防药使用无疑是浪费,这种做法只会造成耐药菌株的产生。而且,许多抗生素有变态(过敏)反应、白细胞减少等严重的不良反应,普通感冒使用抗生素只会增加发生这些不良反应的可能性,给疾病的治疗反而带来困难。所以说,治疗感冒用抗生素效果最好的观念是完全不正确的。

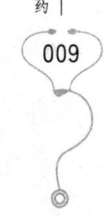

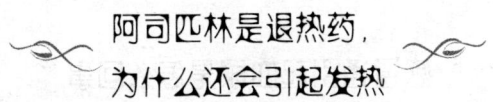

阿司匹林是退热药,为什么还会引起发热

在细胞水平,水杨酸盐中毒会引起单个细胞氧化磷酸化。通常氧还原,还原型辅酶Ⅰ(NADH)氧化,释放的能量以磷酸腺苷(ATP)形式储存起来,一旦发生单个细胞氧化

磷酸化作用，氧还原，NADH 氧化所释放的能量不再形成 ATP，而是释放出来，从而使体温上升。

哪种药物对流感病毒具有哪些抗病毒作用

金刚烷胺和金刚乙胺对流感病毒 A 具有有效的抗病毒作用，但对其他流感病毒株无效（例如普通流感 B 和极少见的流感 C）。它们用于两个方面：

（1）与流感患者有过接触或在流行暴发区（无论是否接种流感疫苗）进行流感病毒 A 感染的季节性预防。下列各组人群中可视为对流感病毒无免疫作用并需进行化学性预防：① 65 岁以上；② 有慢性疾病并长期居住在医疗护理机构（例如疗养院）的人员；③ 慢性肺疾病或心血管病（例如哮喘）患者（成人或儿童）；④ 慢性代谢性疾病、肾衰竭、血红蛋白病或免疫抑制患者；⑤ 长期服用阿司匹林治疗的儿童（有发生 Reye 综合征的危险）。

（2）治疗流感病毒 A 感染：疾病发作的 48 小时内；共使用 3～5 天（症状消失后 48～72 小时停药）。

延酸类似物扎那米韦（zanamivir）是流感病毒 A 和 B 的一种选择性抑制剂，肛内用药或雾化吸入均有效。疫苗接种仍是抵御流感的首选方法。

感冒通引起血尿是怎么回事

小张因感冒去某药房买了一盒感冒通药片，当晚服用 2 粒，第二天早晨起来发现小便出血，中午去医院检查尿常规，发现白细胞 4～6/HP，红细胞 100% 以上，肾区有叩击痛，B超示右肾轻度积水。医院就诊给予停药及对症处理。1周后尿常规恢复正常，再次B超未见异常。

感冒通服用后出现血尿，其实已有多例报道。国家药品不良反应监测中心也通报过，要求警惕感冒通（片剂）的出血性不良反应。本药多年来广泛用于治疗头痛、发热等感冒症状。国家药品不良反应监测中心数据库中，关于使用感冒通引起的可疑药品不良反应主要有上消化道出血、血尿、变态（过敏）反应等，其中血尿219例，上消化道出血9例，急性肾功能衰竭6例，死亡2例。根据资料提示，感冒通可能引起血尿。尽管建议临床应用感冒通最好在医师指导下服用，发现异常及时停药，避免大剂量长疗程服用，但老年人、儿童、肝肾功能下降者有出血倾向及对非类固醇消炎药及抗组胺药过敏的患者尤应谨慎。服药后出现血尿，更证实该药的不良反应。一般停药后经过对症处理后会恢复正常。

维生素C银翘片对感冒发热症状有哪些治疗效果

维生素C银翘片是中成药，主治与功能为辛凉解表，清热解毒。用于感冒引起的头痛、咳嗽、口干、咽喉疼痛。服用注意事项：

（1）忌烟、酒及辛辣、生冷、油腻食物；适用于风寒感冒，表现为恶寒明显、无汗、头痛身酸、鼻塞流涕；

（2）不适用于风热感冒，其表现为发热明显、畏恶风、有口渴、鼻流浊涕、咽喉红肿、咳吐黄痰、舌苔薄黄、脉浮等现象；

（3）高血压、心脏病、糖尿病等慢性病严重者或正在接受其他治疗的患者，均应在医师指导下用药；用药3天后症状无改善或出现头痛发热加重，或并有其他严重症状如胸闷、心悸等应去医院就诊；

（4）本品不宜长期大量使用，应严格按照用法、用量服用；

（5）小儿、年老体弱者应在医师指导下服用；

（6）对本品过敏者禁用，过敏体质者慎用。

对乙酰氨基酚的肝损害是什么

过量服用对乙酰氨基酚（扑热息痛）是目前国际上最常见的药肝成因。自然其肝毒性受到重视和广泛研究。

对乙酰氨基酚中毒的临床表现可分为3个阶段：

第一阶段在服药后24小时内，患者有轻度恶心呕吐、面色苍白、出汗。

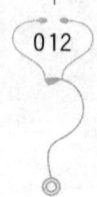

第二阶段为服药已24~48小时患者自感稍好（或称为缓解期）。但上腹部肝区疼痛，并可发现肝功能异常、转氨酶明显升高。即出现肝脏坏死的征兆。

第三阶段是2~4天后，肝坏死加重，可出现肝性脑病、心肌损害及肾功能衰竭，黄疸明显，凝血时间明显延长。

服用对乙酰氨基酚剂量15 g或以上者引起肝毒性的可能性极大。动物实验表明，对乙酰氨基酚的肝毒性呈剂量依赖关系，但在人体不同，个体差异大，如酗酒者就特别容易中毒。过量服用对乙酰氨基酚的肝脏损害差异很大，肝功能可有轻度变化，也可有严重的肝衰竭。肝组织学检查可见，中毒轻者肝中心小叶区细胞坏死，而中毒严重者

（如突发性肝衰竭）可有肝细胞广泛坏死，甚至只能在门静脉区周围找到少量存活细胞。一般说来，超过60%肝细胞坏死的患者，存活的可能性较小。常用的肝功能检查对评估肝细胞坏死有一定的参考价值，碱性磷酸酶（ALP）、血清胆红素极度升高以及凝血酶原时间延长与肝组织检查的结果基本一致。

酗酒者对乙酰氨基酚肝坏死：临床上已证明，长期酗酒者对对乙酰氨基酚肝损伤特别敏感，用治疗量或稍高剂量（1~6g/d），就会诱导中心小叶性肝坏死的发生，反复刺激发作可使肝纤维化。在动物实验中，长期喂饲乙醇（酒精）增强对乙酰氨基酚诱导肝坏死，药物转化为肝毒性物质的比率和速度增加，削弱了反应性代谢的解毒功能。慢性酒精中毒者降低了循环中谷胱甘肽的水平，减少了这种亲核物质在肝内储存。

安乃近有哪些不良反应

安乃近系氨基比林和亚硫酸钠相结合的化合物。20世纪20年代开始作为解热镇痛药用于临床。

安乃近对胃肠道的刺激虽较小，但可引起以下各种不良反应：

（1）血液方面，可引起粒细胞缺乏症，发生率约1.1%，急性起病，重者有致命危险，亦可引起自身免疫性溶血性贫血、血小板减少性紫癜、再生障碍性贫血等；

（2）皮肤方面，可引起荨麻疹、渗出性红斑等过敏性表现，严重者可发生剥脱性皮炎、表皮松解症等；

（3）个别病例可发生过敏性休克，甚至导致死亡。

布洛芬有哪些不良反应

儿童对布洛芬耐受性良好，不良事件轻微，主要包括胃肠道症状或皮肤反应。临床研究表明，儿童短期应用布洛芬并不增加严重胃肠道不良事件的危险度。与成人大剂量长期服用布洛芬不同的是，儿童仅短期使用非处方药物（OTC）布洛芬以解热镇痛，一次更不易产生胃肠道不良事件。

研究表明，儿童短期使用布洛芬导致胃肠道溃疡的发生率极低。目前数据表明，慎重使用布洛芬解热或轻度、中度镇痛并不导致胃肠道不良事件。儿童短期使用布洛芬解热镇痛无显著的肾脏不良事件发生。尚无证据表明健康儿童短期应用布洛芬会增加其肾毒性的危险度。然而，布洛芬应禁用于因持续呕吐、腹泻或缺乏液体摄入而导致的脱水患者。

儿童服用布洛芬过量如何处理

至目前为止，儿童布洛芬的过量都是相对轻微的，那些出现严重毒性的少数病例都是因为服用了大量的成人布洛芬片。

100 mg/kg 以下——在家中观察；

100～200 mg/kg——诱发呕吐，在家中观察；

200～400 mg/kg——立即胃排空，医疗机构内观察；

400 mg/kg 以上——立即去医院治疗，洗胃等。

哪些人应慎用阿司匹林

（1）老年人：阿司匹林能引起肾血流减少、肾乳头坏死。老年人使用阿司匹林要注意检查尿常规，如发现尿蛋白或管型尿应立即停药。

（2）儿童：患病毒感染的小儿，应用阿司匹林可并发Reye综合征，出现神经系统症状，且很快死亡。儿童要慎用阿司匹林，尤其3岁以下的婴幼儿不宜使用。

（3）孕妇：阿司匹林可影响优生，导致胎儿畸形，并且能引起妊娠期或分娩前后阴道出血、妊娠延长、死胎率增加。

（4）肾病、肝病、胃病、糖尿病、哮喘病患者：阿司匹林可影响肾血流量，减少肾小球滤过率，减少钠、水排泄，增加前列腺素代谢，从而引起肾脏损害。长期服用阿司匹林可引起药物性肝炎，严重者还可导致肝功能损害，血氨升高。阿司匹林对胃黏膜有直接腐蚀作用，可引起胃炎、胃溃疡，甚至发生胃出血或胃穿孔。

哪些人应慎用酚麻美敏（泰诺）

感冒多为自限性疾病，现代医学对感冒的治疗原则是：对症治疗，提高生活质量。目前，抗感冒药多为复方制剂，主要成分包括：抗过敏药、鼻黏膜减充血剂和解热镇痛药等。酚麻美敏（泰诺）就是这样一种复方制剂，含有对乙酰氨基酚、盐酸伪麻黄碱、氢溴酸右美沙芬和马来酸氯苯那敏等4种有效成分，其处方组成是针对感冒主要症状而选择的，因此，可以全面缓解各种感冒症状。

酚麻美敏的配方科学、全面,每2种成分之间都可产生相互的协同作用,因此在缓解症状上效果突出。

酚麻美敏的特点是含有4种有效成分,可全面缓解各种感冒症状,且药物之间可产生协同作用,降低了不良反应的发生率。酚麻美敏在中国已经上市10年,有广泛的市场基础,是值得信赖的抗感冒药之一。

但是从事驾驶、高空作业和精细操作的人员禁用含有氯苯那敏(扑尔敏)、苯海拉明成分的酚麻美敏(泰诺)、复方酚咖伪麻(力克舒)、氯芬黄敏(感冒通)等,以免引起嗜睡、头昏而肇事。

高血压、心脏病、甲状腺功能亢进(甲亢)、青光眼、糖尿病、前列腺肥大患者,慎用含有伪麻黄碱成分的泰诺、白加黑等感冒药。

如何正确服用阿司匹林

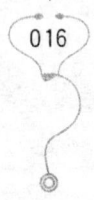

阿司匹林是为大家所熟知的解热镇痛以及消炎抗风湿药物,问世至今已有70多年的历史了。从前,它主要用来治疗头痛、发热感冒、肌肉痛、神经痛、风湿热以及类风湿关节炎等疾病。近年来,长期的研究和实践发现,它还可以抑制血液中的血小板聚集,使出血时间延长,从而有防止血液凝固和血栓形成的作用,而且还能够预防和减缓动脉粥样硬化的发生和发展进程。鉴于阿司匹林的这种作用,用它来防止心肌梗死的效果日益受到重视。

全球有数百万人每天服用阿司匹林,以降低心脏病发作和脑卒中(中风)的危险。阿司匹林不但能避免血液凝结,还可能对血管有其他有益的功效。然而,法国新近公布的一项研究显示,突然停止服用阿司匹林可能对心脏病患者造成危险,因为这可能导致心脏病发作。他们调查了因冠状动脉综合征住院的1 236例患者,结果发现,有51例在停用阿司匹林后不到1周的时间中,出现了心脏病发作或诸如不稳定的心绞痛等严重情况,而在停用阿司匹林之前,这些人都没有出现过这些症状,这只能归咎于停用阿司匹林。

口服小剂量的阿司匹林后,阿司匹林在体内分解产生水杨酸,后者与血小板中的环氧化酶结合,产生不可逆性的抑制,导致血栓烷A_2(TXA_2)合成减少,并抑制血小板的聚集功能,从而起到抗血栓的作用。由于血小板在血液循环中的生存期约为7天,且血小板成熟后自身没有合成蛋白的能力,其环氧化酶失活后在其生存期内是得不到补偿的,故口服1次阿司匹林后其抗血小板作用的时间可持续5～7天,换言之,血小板的促凝功能受到抑制后,要一直等到有新的血小板进入血液循环功能才能恢复。一旦突然停药,体内水杨酸的浓度减低,不能抑制血小板的聚集,抗凝血作用减弱,反而容易引起血栓形成,可能对心脏病患者造成危险。

由于阿司匹林是通过失活环氧化酶,抑制了前列腺素的合成,而内源性的前列腺素具有减少胃酸分泌和保护胃黏膜的作用。此外,由于它在体内分解产生水杨酸,而水杨酸对胃黏膜有直接刺激作用。故阿司匹林既直接损伤胃黏膜,又削弱了胃黏膜的保护机制,长期服用可诱发并加重消化性溃疡的发作,甚至引起胃溃疡甚至消化道大出血。故最常见的不良反应就是胃肠道反应,患者可能由此而停用阿司匹林。为了安全即使因不良反应不得不停药时,应在医师指导下进行,以免发生意外。当然,这部分人服用阿司匹林目的是为了减少冠状动脉堵塞的发生,应尽可能通过其他方法来减轻不良反应,而不要贸然停药。因此,服药一定要在饭后服用和选择肠溶剂型或与碳酸氢钠一起服用,以减轻对胃黏膜的刺激。切不可在睡前服用,因为食物在胃中停留4~6小时,睡前已基本排空,此时服用阿司匹林必将面临其双重损害。正常情况下,只需每天早餐后服药1次就能起到抗血栓的疗效。这样既避免了阿司匹林对胃黏膜的损伤,又起到了抗血栓的作用,可谓是两全其美。

抗菌药物 的 合理使用

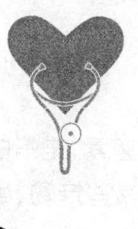

姓名 Name _____ 性别 Sex ____ 年龄 Age ____
住址 Address _____
电话 Tel _____
住院号 Hospitalization Number _____
X 光号 X-ray Number _____
CT 或 MRI 号 CT or MRI Number _____
药物过敏史 History of Drug Allergy _____

什么是抗菌药物

抗菌药物一般是指具有杀菌或抑菌活性的药物,包括各种抗生素、磺胺类、咪唑类、硝基咪唑类、喹诺酮类等化学合成药物。

什么是抗生素

抗生素原称抗菌素,是指由细菌、放线菌、真菌等微生物经培养而得到的某些产物,或用化学半合成法制造的相同或类似的物质;也可化学全合成。抗生素在一定浓度下对病原体有抑制和杀灭作用。

什么是耐药性

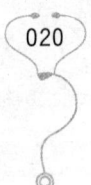

耐药性又称抗药性,一般是指病原体对药物反应降低的一种状态。是由于长期使用抗菌药物,应用剂量不足时,病原体通过产生使药物失活的酶、改变膜通透性阻滞药物进入、改变靶结构或改变原有代谢过程而产生的。耐药性严重者可使多种抗菌药物失效。

抗菌药物分为几类

抗菌药物有抗生素和化学合成抗菌药物,常用的抗菌药物主要可以分为8大类。① β-内酰胺类:包括青霉素类、头孢菌素类、碳青霉烯类、含酶抑制剂的β-内酰胺类及单环酰胺类等;② 氨基糖苷类;③ 四环素类;④ 氟喹诺酮类；⑤叶酸途径抑制剂类；⑥氯霉素；⑦糖肽类：包括万古霉素和替考拉宁；⑧大环内酯类。抗菌药物的应用需根据不同的感染性疾病进行合理选择。

抗菌药物为什么凭处方才能购买

由于较长一段时间内人们对药物治疗疾病过于相信和崇拜，忽视了药物有不良反应的发生，尤其是抗生素的广泛应用，在治疗疾病中起到了一定的效果，但是目前为止也引起了很多不良反应，如氨基糖苷类抗生素引起耳毒性作用，青霉素类抗生素引起变态（过敏）反应等，造成了一定的伤害，故现在国家药品食品监督管理局对药物的安全问题已放在头等位置，开展的合理使用抗生素的宣传活动是让老百姓在使用药物时要注意其不良反应，及早发现问题，及时停药，及时就诊，减少不必要的伤害。现在规定凡是需用抗生素药的均需凭医师处方，这样做的目的是能在医师的指导下用药，这样也是对患者的用药安全负责。

凭什么样的处方可以买抗生素类药

按照有关规定，经过卫生主管部门批准的医疗机构中具有处方资格的医师都可以出具处方，这些医疗机构包括医院、医务室、个体诊所等。非法行医者或没有处方资格的人员是不能出具处方的。凭具有合法资格处方到零售药店购买处方药，是为了保护患者能够买到正确的药品，得到正确的治疗，所以患者在拿到医师开具的处方时，必须仔细地看清处方上是否已经写明患者的姓名、家庭住址、处方的内容，并有处方医师的签章。零售药店的药师和执业药师在接受处方时,将对上述内容进行核对,以确保患者的用药安全。

抗菌药物滥用的危害是什么

1928年,英国细菌学家弗莱明发明了青霉素,开创了感染性疾病治疗的新纪元。几十年来,挽救了数以千百万计的生命,为人类健康立下了不可磨灭的功勋。目前,作为治疗细菌感染性疾病的主要药物,在世界上是应用最广、发展最快、品种最多的一类药物。

近年来,由于人类对于抗生素的滥用,狡猾的细菌开始对人类展开致命的反击。美国1982~1992年间死于传染性疾病的人数上升了40%,死于败血症者上升了89%。其主要原因是耐药菌带来的治疗困难。据美国《新闻周刊》报道,仅1992年全美就有13 300名患者死于抗生素耐药性细菌感染。

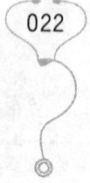

中国是世界上滥用抗生素最为严重的国家之一,由此造成的细菌耐药性问题尤为突出。临床分离的一些细菌对某些药物的耐药性已居世界首位。中国人将可能自食恶果,率先进入"后抗生素时代",亦即回到抗生素发现之前的黑暗时代,那绝对是一场重大灾难。

20世纪20年代,医院感染的主要是链球菌。而到了90年代,产生了耐甲氧西林的金黄色葡萄球菌(MRSA)、肠球菌,耐青霉素的肺炎链球菌、真菌等多种耐药菌。喹诺酮类抗生素进入我国仅20多年,耐药率已经达60%~70%。耐青霉素的肺炎链球菌,过去对青霉素、红霉素、磺胺等药品都很敏感,现在几乎"刀枪不入"。铜绿假单胞菌对阿莫西林、头孢呋辛钠(西力欣)等8种抗生素的耐药性达

100%,肺炎克雷伯菌对头孢呋辛钠、头孢他啶(复达欣)等16种高档抗生素的耐药性高达51.85%～100%。而耐甲氧西林的金黄色葡萄球菌除万古霉素外已经无药可治。多重耐药菌引起的感染对人类健康造成了严重的威胁,滥用抗生素已经使人类付出了沉痛的代价。20世纪50年代在欧美首先发生了耐甲氧西林金黄色葡萄球菌的感染,这种感染很快席卷全球,有5 000万人被感染,死亡达50多万人。

我国有5 000万～8 000万残疾人,1/3是听力残疾,其中60%～80%的致聋原因与使用过氨基糖苷类抗生素有关。我国门诊感冒患者约有75%应用抗生素;外科手术应用抗生素的情况则高达95%;我国住院患者的抗生素应用率为79%,这一数字远高于英国的22%和各国平均水平的30%。

抗菌药物的主要不良反应有哪些

(1) 变态(过敏)反应:由于个体差异,任何药物均可引起变态反应,只是程度上的不同。严重的变态反应可在短时间内致人死亡。易引起变态反应或过敏性休克的药物主要有青霉素类、头孢菌素类、氨基糖苷类、四环素类、氯霉素、洁霉素、磺胺类等抗生素。

(2) 肝损害:通过直接损害或过敏机制导致肝细胞损害或胆汁淤积的药物主要有四环素、氯霉素、无味红霉素、林可霉素等。

(3) 肾损害:大多数抗生素均以原形或代谢物经肾脏排泄,故肾脏最容易受其损害。主要有氨基糖苷类(庆大霉素等)、磺胺类、头孢菌素类(尤其是第一代)、多黏菌素B、两性霉素B等。

（4）神经系统损害：可表现为头痛、失眠、抑郁、耳鸣、耳聋、头晕以及多发性神经炎，甚至神经肌肉传导阻滞。多见于氨基糖苷类抗生素，如链霉素、卡那霉素，以及新霉素、多黏菌素B等。

（5）白细胞、红细胞、血小板减少，甚至再生障碍性贫血、溶血性贫血：主要见于氯霉素、抗肿瘤抗生素多柔比星（阿霉素）等、链霉素、庆大霉素、四环素、青霉素、头孢菌素等。

（6）二重感染：长期或大剂量使用广谱抗生素，由于体内敏感细菌被抑制，而未被抑制的细菌以及真菌即趁机大量繁殖，引起菌群失调而致病，以老年人、幼儿、体弱及合并应用免疫抑制剂的患者为多见。以白念珠菌、耐药金黄色葡萄球菌引起的口腔、呼吸道感染以及败血症最为常见。

如何预防和处理抗菌药物的不良反应

药物不良反应有些是很难避免的，有些是可以避免的，用药时注意下述几点可预防或减少不良反应。

（1）首先应了解患者的过敏史或药物不良反应史，这对有过敏倾向和特异质的患者十分重要。

（2）肝病和肾病患者，除选用对肝肾功能无不良影响的药物外，还应适当减少剂量。

（3）用药品种应合理，应避免不必要的联合用药，还应了解患者自用药品的情况，以免发生药物不良相互作用。

（4）应用新药时，必须掌握有关资料，慎重用药，严密观察。

(5)应用对器官功能有损害的药物时,须按规定检查器官功能,如应用利福平、异烟肼时检查肝功能;应用氨基糖苷类抗生素时检查听力、肾功能;应用氯霉素时检查血常规。

(6)用药过程中,应注意发现药物不良反应的早期症状,以便及时停药和处理,防止进一步发展。

(7)应注意药物的迟发反应,这种反应常发生于用药数月或数年后,如药物的致癌、致畸作用。

老年人使用抗菌药物的注意事项是什么

老年人罹患疾病多,用药品种也较多,使用抗菌药物应该注意:

(1)选用毒性低的杀菌剂:青霉素类、头孢菌素类等;

(2)剂量宜低,按肾功能减退程度调整一般为成人量的2/3~3/4;

(3)毒性明显的药物需个体化给药;

(4)不良反应多,但易疏忽,需严密观察;

(5)重视综合治疗。

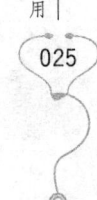

小儿应当慎用或禁用的抗菌药物有哪几类

(1)喹诺酮类药物:主要包括诺氟沙星、环丙沙星和氧氟沙星。由于它们抗菌谱广、杀菌力强、口服后吸收良好,临床应用较广。经动物实验及临床观察发现,此类药物可引起儿童关节软骨损害,影响骨骼生长发育,因此不宜用于14岁以下的儿童。

(2) 四环素族药物：包括四环素、多西环素（强力霉素）和米诺环素。四环素族药物被人体吸收以后，会和血液中的磷酸钙结合，沉积在生长阶段的骨骼和牙齿上，影响骨骼的正常生长，使牙釉质发育不良，牙齿变黄，并容易形成龋齿，故小儿应忌服这类药物。

(3) 氨基糖苷类药物：如庆大霉素、卡那霉素、链霉素等。这类药物主要对听神经和肾脏有一定的毒性作用，注射此类药物后可引起耳聋和肾脏损害，尤其在长期大剂量用药时容易发生。而且，年龄越小，发生的概率越大。因此，应当严把用药指征，非病情必需时，不要轻易选用这类药物，且剂量不宜过大，疗程不宜太长。

(4) 磺胺类药物：如复方磺胺甲口唑片（复方新诺明）和磺胺嘧啶等。这类药物主要经肾脏排泄，对肾脏具有一定的刺激和毒性作用，如果在服用这类药物期间，不注意多喝水，很容易使磺胺药物在尿中结晶而堵塞肾小管，损害肾脏，造成尿量减少或无尿。因此，在服此类药物时，要多喝水或同时服用小苏打以碱化尿液，使结晶溶解，以减少这种不良反应的发生。此外，磺胺类药物还可引起粒细胞减少，故婴幼儿要慎用这类药物，新生儿应禁用。

(5) 氯霉素类：此类药物对骨髓有抑制作用，严重的可引起再生障碍性贫血。新生儿在使用氯霉素时，若剂量较大（每日 100 mg/kg 体重）可导致灰婴综合征，表现为呕吐、拒食、腹胀、体温下降、呼吸困难、休克、皮肤呈灰紫色，可在数小时内死亡。故小儿应慎用，新生儿应禁用。

常见的抗生素使用误区有哪些

(1) 价格贵的较好：抗生素绝对不是越贵越好，比如同一种疾病支气管炎症,引起的病菌就有数十种之多,针对感染细菌的抗生素才是有效果的,而它的价格可能不过10元钱。

(2)新药优于老药:其实每种抗生素优势劣势各不相同,要因病而异。有的老药药效稳定、价格便宜,加上不经常使用,疗效反而可能更好。

(3)家里储存抗生素:在家里最好不要储备抗生素,这样可以避免乱用药,贻误治病的时机,并能避免误服过期、变质、失效的抗生素。

(4)见效快的才好:使用普通抗生素一两天后未见明显好转,就换用其他的抗生素,或联合使用其他抗生素。这样的做法将很容易导致抗生素耐药。其实对急性感染,抗生素一般要用3~5天才能起作用。请记住,使用抗生素的原则是:能用低级的不用高级的,用一种能解决问题的就不用两种。

(5)无规律服用:也许你早已知道抗生素用多了不好,于是经常在病情有所缓解时,便自作主张将服用剂量减少。殊不知抗生素的药效有赖于其在体内达到一定的浓度,如达不到,不但不能彻底灭菌,反而会使细菌产生耐药性。而那种为了尽快恢复健康而加大剂量的行为,也会造成同样的后果。

(6)预防性使用:当周围的人感冒发热或生其他病时,有的人便吃些抗生素,以为可以预防被传染。然而在大多数情况下这样做不但不能有效预防感染的发生,而且可能会带来不良反应,并且增加产生耐药的机会。

长期使用抗生素会致癌吗

美国研究人员进行了一项长期跟踪研究,该研究比较了2 266例乳腺癌患者和8 000名对照者使用抗生素的情况,结果发现,17年内合计使用抗生素超过500天或者超过25次处方使用,那么患乳腺癌的风险将增加2倍。研究者之一美国匹兹堡大学公共卫生学院Roberta Ness博士指出:这个风险非常大,远远超出使用雌激素导致患乳腺癌的风险增加30%~40%的水平。另一位研究者美国国家癌症研究所Stephen Taplin博士指出:这个结果还需要有进一步研究证实。但是,这个问题已经不是第一次提出,早在1999年,芬兰的一项1 000名女性的跟踪研究已经得到过相似的结果。

在我国,门诊感冒患者约有75%应用抗菌药物;外科手术应用抗菌药物的情况则高达95%;我国住院患者的抗菌药物应用率为79%,这一数字远高于英国的22%和各国平均水平的30%。据上海市中老年人群药物流行病学研究发现,上海市社区中老年人广泛服用抗生素,其中头孢类为主。如此普遍的使用抗生素,除了要当心毒性反应、变态(过敏)反应、二重感染、细菌耐药性的改变等这些常见的不良反应以外,这项研究的结果,也提醒我们还要注意一些发生率低、潜伏期长、非常隐蔽的不良反应。尽管这项研究还有待进一步证实,但是,长期使用抗生素导致癌症的理论分析还是有依据的。一方面,长期使用抗生素能够使食物一些抗癌作用消失(如纤维素);另一方面,可以降低人体免疫力。

(1)因为长期用抗生素预防感染,可使机体处于一种"依赖"抗生素的状态,从而不能主动调动免疫系统与病原微生物作斗争。久而久之,免疫系统就会因得不到"刺激"和"锻炼"而丧失免疫功能。一旦病原菌入侵就无法对付。

(2)有些抗生素对内脏有损害。如四环素、红霉素、氯霉素、灰黄霉素等,对肝脏有一定的毒性作用。肝脏受损,制造免疫球蛋白的功能就会下降,会间接地削弱了机体免疫功能。有些抗生素如氯霉素可致白细胞减少甚至发生再生障碍性贫血。由于血中或骨髓中具有免疫活性的细胞减少,也可降低免疫功能。

（3）由于滥用抗生素,使人体内一些正常而有益的细菌(如肠道双歧杆菌)减少,导致局部保护作用减弱或消失,也会得病。还有些抗生素,如链霉素、氯霉素、红霉素、头孢唑啉和多黏菌素B等都能抑制免疫功能,削弱机体抵抗力。人体免疫力的降低,不但容易导致癌症,而且可以引起多种疾病,危害人体健康。从这个最新的研究结果来看,我们一定要合理使用抗生素,避免不必要的使用,尤其是普通感冒,千万不要使用抗生素,避免引起癌症的风险。

林可霉素有如此不良反应吗

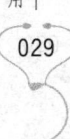

一患者因口腔溃疡去某家医院口腔科就诊,给予青霉素治疗,但由于青霉素过敏,医师改用林可霉素肌内注射共6针。谁知注射左臀部位,左脚就不能走路,注射右臀部位,右脚就不能动弹。后乘了出租车再去复诊,医师检查口腔溃疡未痊愈,必须继续用药。因肌内注射不能走路就改用静脉滴注林可霉素,结果连续多日出现四肢肌肉极度酸痛,上半身明显肿胀,影响到生活质量,后再去另一家医院检查,结果是血肌酸激酶明显增高。

林可霉素滴眼液也会引起不良反应吗

有一患者自行去药房买了一支林可霉素眼药水,当晚滴眼后第二天晨起发现眼部皮肤表面小丘疹,上下眼睑水肿,眼球胀痛,眼角流泪水,左边头部痛多天。约2周后逐渐恢复正常。这是什么原因引起的呢?

从病史分析肯定为用药引起的变态(过敏)反应。滴眼液引起如此的不良反应比较少见。

林可霉素本身有不良反应,例如,胃肠道反应:引起恶心,呕吐,舌炎;变态(过敏)反应:引起皮疹,多形性红斑;肝功能损害:引起黄疸,血清转氨酶升高;引起白细胞减少、血小板减少,眩晕、耳鸣等。长期使用可发生菌群失调,出现伪膜性肠炎。

长期应用此药,应定期监测肝功能及血常规。严重肾功能不全者,应根据情况减少使用剂量。特别提醒此药不可静脉直接推注,因进入静脉速度太快可致低血压甚至心跳暂停。孕妇及1月龄以下新生儿、哺乳妇女禁用;深部真菌病患者及肝功能不全者慎用。本品与红霉素合用可发生拮抗作用。还可引起呼吸困难,听力下降,四肢无力,吞咽困难,休克样反应等,故提醒医师严格掌握适应证,加强临床用药监护,使用前应注意询问患者的药物过敏史。

阿莫西林能否经常服用? 会有不良反应吗

阿莫西林是一种青霉素类抗生素,用于敏感菌所致呼吸系统感染,如支气管炎、肺炎、泌尿系统感染、软组织感染等。

它的不良反应可见变态反应(皮疹)、胃肠道反应、血清转氨酶升高、嗜酸性粒细胞增多、白细胞下降及耐药菌等或引起的二重感染等。在用药中还会出现变态(过敏)反应,在肌内注射或静脉给药时须作青霉素G皮试。皮试阳性者不能使用本药。故这类药物要在医师的指导下应用,防止出现意外。

出现任何药物不良反应都是根据患者的个体差异而言,故应用任何药物都要注意。

怀孕29周有尿路感染能用头孢菌素吗

原则上孕期使用任何药物都要谨慎,必须时,根据情况权衡利弊后使用。怀孕29周,属于妊娠后期,此时使用一些药物相对还是安全的,尤其发生尿路感染,可能对胎儿也不利。所以应该在医师的指导下,合理使用头孢菌素(先锋霉素)。如有异常及时上医院,及早处理。

什么是合理使用抗菌药物的"三不三问"

保证合理使用抗菌药物要牢记"三不三问"要点,并且在生活当中实践,可以防止抗生素滥用造成的危害。

(1) 不自行购买——抗生素是处方药物,不要自己当医师,有病一定要去就医。

(2) 不主动要求——抗生素是用来对付细菌的,所以要在确定细菌感染时才有疗效,这就需要专业的评估。如果是感冒就医,有90%的感冒都不是细菌感染,而且抗生素并不能加速复原,不必主动向医师要求开抗生素。

(3) 不随便停药——抗生素治疗针对不同的细菌及目的,有一定的疗程,一旦需要使用抗生素来治疗,就要乖乖地按时服药,直到药物吃完为止,以维持药物在身体里的足够浓度,以免制造出抗药性细菌而让它伺机而起。

看病的时候,与医师多一点互动,学会三问。

(1) 我生的病与细菌感染有没有关系?只有向医师询问,才能更了解自己的身体及疾病的成因。

(2) 我需要吃抗生素吗?针对不同的疾病,有不同的治疗方法,像过敏与细菌感染所需的治疗措施,都不一样,只有细菌感染才需要使用抗生素治疗,有些疾病甚至不需要使用药物也会自己痊愈,所以,应向医师询问自己的疾病是否是细菌感染,是不是真的非吃抗生素才能痊愈。

(3) 我应该如何吃抗生素?一旦确定诊断,经医师判断需使用抗生素治疗,也应询问医师正确的用药方式,包括多久吃1次及该吃多久。如果症状改善,是否可以自行停止服药,以及这次领的药吃完后,是否还需复诊,这些问题都应该在门诊时问清医师,并在领药时询问药师哪一种是抗生素,服药时需注意些什么,这样才能做到药到病除。

只要能做到这"三不三问",就可以比较有效地防止滥用抗菌药物。

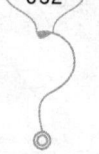

氨苄西林针剂是否可用青霉素皮试液做皮试

氨苄西林(氨苄青霉素)针剂经肠道外用药前必须做皮肤过敏试验。可以用青霉素G皮试液作皮试,也可以用本品注射用针剂配制成500 μg/ml皮试液,皮内注射0.05~0.1ml,20分钟后观察结果,阳性反应者不能应用本品。青霉素皮试对预测过敏性休克起着重要作用,但皮试阴性者不能排除出现反应的可能。

常用的头孢菌素有几种

头孢菌素(先锋霉素)类抗生素是临床上常用的抗菌药物,按发现年代以及抗菌性质可分为第一、二、三、四代。1962~1970年发现生产的为第一代,如头孢噻吩(先锋霉素Ⅰ)、头孢噻啶(先锋霉素Ⅱ)、头孢氨苄(先锋霉素Ⅳ)。头孢唑啉(先锋霉素Ⅴ)、头孢拉啶(先锋霉素Ⅵ)。1970~1976年生产的为第二代,如头孢孟多、头孢替定、头孢呋辛等。1976~1983年发现生产的为第三代,如头孢布烯(头孢布坦)、头孢哌酮(先锋必)、头孢曲松(头孢三嗪,菌必治)、头孢他啶(复达欣)等。第四代是80年代中期开发的,大多数品种尚在试验中,目前主要的有头孢吡肟、头孢匹罗等。

头孢菌素(先锋霉素)类抗生素与青霉素相似,均属于β-内酰胺类杀菌剂,临床上最常用的有:

(1) 头孢唑林(先锋霉素Ⅴ):用于呼吸道感染、尿路感染、肝脓肿、败血症等。成人0.5 g,每日2~4次;儿童每天每kg体重20~100 mg,分2~4次,肌注或静脉给药。

(2) 头孢氨苄(先锋霉素Ⅳ):用于肾盂肾炎、尿路感染、咽峡炎、呼吸道及肺部感染,成人每次0.25~1.0 g,每日3~4次;儿童每日每kg体重30~100 mg,分4次口服。

(3) 头孢哌酮(先锋必):用于泌尿系感染、呼吸道感染、腹膜炎、胆囊炎、脑膜炎、败血症、淋病等,成人每次1~2 g,每12小时1次;儿童每天每kg体重50~200 mg,分2次,肌注或静脉给药。

(4) 头孢曲松(菌必治):用于脑膜炎、肺炎、腹膜炎、皮肤软组织感染、淋病、败血症等严重感染。成人每次：1～2g，每日1次。

儿童和孕妇可否服用诺氟沙星

诺氟沙星（氟哌酸）是喹诺酮类抗生素药物，是20世纪80年代研制的广谱抗菌药物，抗菌活性强、组织穿透性能好，与其他抗生素几乎无交叉耐药性，有毒性低、不良反应少等优点。但动物实验表明，它可影响幼龄动物的软骨生长。近来有研究表明，这类药物可使人体骨骺线提前骨化。

骨骺线是人体骨骼的生长发育点，长在四肢长骨的两端。儿童在12～15岁之前，骨骺线细胞十分活跃，这样才使儿童不断长高。如果处在这个时期的儿童服用氟哌酸这类氟喹诺酮类药物，一些儿童的骨骺线就会过早骨化，影响儿童长高。所以，儿童不宜服用氟哌酸等喹诺酮类药物，并且孕妇和哺乳妇女也不宜使用，以免此类药物通过母体影响婴幼儿的正常生长发育。

治疗灰指甲用伊曲康唑与氟康唑何者不良反应小

以氟康唑和伊曲康唑为代表的第三代抗真菌药物是目前临床上治疗深部真菌感染的首选药物。氟康唑、伊曲康唑等咪唑类药物主要是通过竞争性抑制真菌羊毛甾醇14α-去甲基化酶（P45014DM）而发挥作用，使羊毛甾醇蓄积、细胞膜结构功能组成如麦角甾醇的合成缺乏，导致真菌膜通透性和膜上许多酶活性改变，从而抑制真菌的生长。但是咪唑类抗真菌药物同时能够作用于人体的多个细胞色素P450蛋白,特别是人类细胞色素P450酶中3A4酶,而细胞色素P450中的3A4及2C8~2C10酶是成人肝脏中主要的酶,因此具有较严重的不良反应,其不良反应发生率高达10%~16%。

伊曲康唑注射液的不良反应有:消化道不良反应,血清肌酐增加,斑丘疹、荨麻疹等皮疹,水肿,中枢神经系统反应等。值得注意的是,伊曲康唑注射液可导致肝脏损伤和心脏衰竭。动物试验表明,它对心肌具有负性肌力作用。

氟康唑的不良反应有恶心、腹痛、腹泻、胃肠胀气、皮疹等,亦可产生肝酶升高。

孕妇使用甲磺酸左氧氟沙星注射液对胎儿会有影响吗

甲磺酸左氧氟沙星是全合成氟喹诺酮类药物,其化学结构组成为氧氟沙星的光学活性S(-)异构体-左氧氟沙星的甲磺酸盐。该药在说明书注意事项中明确规定,孕妇,哺乳期妇女禁用,说明是肯定不能使用。

药物对人类的致畸作用,既不可能通过药物的分类预测,也不能靠通过其药理学和毒理学预测。由于种系特异性,通过动物实验来预测药物对人的致畸性的能力有限。在药物获准上市而进行的人体临床试验中,通常不包括致畸性研究,妊娠妇女通常属于剔除对象,尤其是那些在动物实验中怀疑有致畸作用的药物,一概不能使用。而有些药物尚未设对照的妊娠妇女研究,或尚未对妊娠妇女及动物进行研究,这类药物只有在权衡对孕妇的益处大于对胎儿的危害之后,方可使用。

阴道念珠菌感染是否可使用甲硝唑静脉滴注

甲硝唑(灭滴灵)有强大的杀灭滴虫作用,通过在虫体内转变为还原形式而破坏其脱氧核糖、核酸(DNA)结构,从而损害DNA模板功能,为治疗阴道滴虫病的首选药物。此外,对肠道及组织内阿米巴原虫也有杀灭作用,可用于治疗阿米巴痢疾和阿米巴肝脓肿,疗效与依米丁相仿。其优点是毒性小、疗效高、口服方便、适应范围广。本品有抗厌氧菌作用,可用于治疗厌氧杆菌引起的牙周炎等。还可用于治疗贾第鞭毛虫病、酒糟鼻。

适应证为阴道滴虫病、细菌性阴道病、牙周炎等。外用可用于治疗疥疮、酒糟鼻和痤疮,因而阴道念珠菌感染用甲硝唑疗效甚微。

克拉霉素有何不良反应? 是否会引起静脉炎

口服克拉霉素后,某些病例有胃肠道不适(如恶心、胃灼热、腹痛或腹泻)、头痛和皮疹,转氨酶可能暂时升高,中止服药后便可恢复正常。也可能发生变态(过敏)反应,轻者为药疹、荨麻疹,重者为过敏性休克。曾有发生短暂性中枢神经系统不良反应的报道,包括:焦虑、头晕、失眠、幻觉、噩梦或意识模糊。然而,其原因和药物的关系仍不清楚。

克拉霉素引起静脉炎的可能性不大。

左氧氟沙星有哪些不良反应

左氧氟沙星(来立信)作为新一代氟喹诺酮类抗菌剂。适用于敏感革兰阴性菌和革兰阳性菌引起的轻度、中度呼吸系统、泌尿系统、消化系统、皮肤软组织以及口腔科、耳鼻喉科、眼科、皮肤科等感染和淋球菌、沙眼衣原体所致的尿道炎、宫颈炎等症。

偶见胃纳差、恶心、呕吐及焦虑、失眠、头晕、头痛、皮疹及血清谷丙转氨酶、总胆红素升高等,程度大多轻微,疗程结束后即可消失。

对喹诺酮类药物过敏者,妊娠、哺乳期妇女,16岁以下患者及癫痫患者禁用。

青霉素类药物有何配伍禁忌

青霉素类药物是临床最常用的抗生素之一,在严重感染或危重病的抢救中,常与其他药物配合使用,因此应注意配伍禁忌。

(1) 不可与大环内酯类抗生素,如红霉素、麦迪霉素、螺旋霉素等合用。因为红霉素等是快效抑菌剂,当服用红霉素等药物后,细菌生长受到抑制,使青霉素无法发挥杀菌作用,从而降低药效。

(2) 不可与碱性药物合用。如在含青霉素的溶液中加入氨茶碱、碳酸氢钠或磺胺嘧啶钠等,可使混合液的 pH>8,青霉素可由此失去活性。

(3) 青霉素在偏酸性的葡萄糖输液中不稳定,长时间静滴过程中会发生分解,不仅疗效下降,而且更易引起变态

（过敏）反应。因此青霉素应尽量用生理盐水配制滴注，且滴注时间不可过长。

（4）青霉素在干燥状态下较稳定，一旦溶解即不断分解。其溶液放置的时间越长，分解也越多，且致敏物质也不断增加。因此要"现配现用"，不宜溶解后存放，以保证药效，减少致敏物质的产生。

（5）每日1次静滴给药方法并不可取。因为当停止滴入后，体内药物迅速消除，待第二天给药，因间隔时间过长，细菌又大量繁殖。

（6）在抢救感染性休克时，不宜与阿拉明或新福林混合静滴。因为阿拉明与青霉素G可起化学反应，生成酒石酸钾（钠），影响两者的效价；新福林与青霉素G钾（钠），可生成氯化钾（钠），使两者效价均降低。

（7）不可与维生素C混合静滴。因为维生素C具有较强的还原性，可使青霉素分解破坏，且维生素C注射液中的每一种成分，都能影响氨苄西林的稳定性，使其降效或失效。

（8）不可与含醇的药物合用，如氢化可的松、氯霉素等均以乙醇为溶媒，乙醇能加速β-内酰胺环水解，而使青霉素降效。

（9）青霉素与酚妥拉明、去甲肾上腺素、阿托品、氯苯那敏（扑尔敏）、辅酶A、细胞色素C、维生素B_6、催产素、利舍平、苯妥英、氯丙嗪、异丙嗪等药混合后，可发生沉淀、混浊或变色，应禁忌混合静脉滴注。

庆大霉素是否会引起听力下降

庆大霉素属氨基糖苷类抗生素，由于在抗感染方面使用方便,不像青霉素类易引起变态(过敏)反应,且对变形杆菌、铜绿假单胞菌有较好的杀灭作用,故临床上特别是在农村基层,该药运用广泛,使用率高。

但氨基糖苷类抗生素,其不良反应会造成内耳前庭感觉器和耳蜗听觉感受器(螺旋器)中毛细胞的直接损害,其不良反应所引起的药物中毒性耳聋和聋哑症在临床中并不少见。前庭功能损害主要表现为平衡失调、眩晕、恶心、呕吐及眼球震颤等,常为暂时性;而听力减退后则尚缺少有效措施助其恢复。故对老年及小儿患者、肾功能不全以及属高敏体质者,氨基糖苷类抗生素应慎用。有条件时宜进行电测听及前庭功能监测。

庆大霉素耳中毒的发生虽可由上述因素所决定,但由于耐药性因人而异,因此难以预测具体患者是否会出现耳中毒的并发症。为此,可在使用庆大霉素之始就观察耳中毒的临床症状。高频听力下降是耳中毒的早期症状,脑干电反应测听主要是测定高频听力,在用药期间应反复测定患儿听力,如有听力下降,立即停药。

如何正确服用异烟肼

(1)服用异烟肼时每日饮酒,易引起本品诱发的肝脏毒性反应,并加速异烟肼的代谢,因此需调整异烟肼的剂量,并密切观察肝毒性征象。应劝告患者服药期间避免乙醇(酒精)饮料。

(2)含铝制酸药可延缓并减少异烟肼口服后的吸收,使血药浓度减低,故应避免两者同时服用,或在口服制酸剂前至少1小时服用异烟肼。

(3)抗凝血药(如香豆素或茚满双酮衍生物)与异烟肼

同时应用时,由于抑制了抗凝药的酶代谢,使抗凝作用增强。

(4) 与环丝氨酸同服时可增加中枢神经系统不良反应(如头昏或嗜睡),需调整剂量,并密切观察中枢神经系统毒性征象,尤其对于从事需要灵敏度较高的工作的患者。

(5) 利福平与异烟肼合用时可增加肝毒性的危险性,尤其是已有肝功能损害者或为异烟肼快乙酰化者,因此在疗程的头3个月应密切随访有无肝毒性征象出现。

(6) 异烟肼为维生素 B_6 的拮抗剂,可增加维生素 B_6 经肾排出量,因而可能导致周围神经炎,服用异烟肼时维生素 B_6 的需要量增加。

(7) 与肾上腺皮质激素(尤其泼尼松龙)合用时,可增加异烟肼在肝内的代谢及排泄,导致后者血药浓度减低而影响疗效,在快乙酰化者更为显著,应适当调整剂量。

(8) 与阿芬太尼(Alfentanil)合用时,由于异烟肼为肝药酶抑制剂,可延长阿芬太尼的作用;与双硫仑(Disulfiram)合用可增强其中枢神经系统作用,产生眩晕、动作不协调、易激惹、失眠等;与恩氟烷(安氟醚)合用可增加具有肾毒性的无机氟代谢物的形成。

(9) 与乙硫异烟胺或其他抗结核药合用,可加重后两者的不良反应。与其他肝毒性药合用可增加本品的肝毒性,因此宜尽量避免。

(10) 异烟肼不宜与酮康唑或咪康唑合用,因可使后两者的血药浓度降低。

(11) 与苯妥英或氨茶碱合用时可抑制两者在肝脏中的代谢,而导致苯妥英或氨茶碱血药浓度增高,故异烟肼与两者先后应用或合用时,苯妥英或氨茶碱的剂量应适当调整。

（12）与对乙酰氨基酚合用时，由于异烟肼可诱导肝细胞色素 P450，使前者形成毒性代谢物的量增加，可增加肝毒性及肾毒性。

（13）与卡马西平同时应用时，异烟肼可抑制其代谢，使卡马西平的血药浓度增高，而引起毒性反应。卡马西平可诱导异烟肼的微粒体代谢，形成具有肝毒性的中间代谢物增加。

（14）本品不宜与其他神经毒药物合用，以免增加神经毒性。

使用抗生素无效的原因有哪些

临床上常用的抗生素至今已有 50 多种，它使许多严重危害人类的疾病得到了有效的控制。但是抗生素并不是万能的灵丹妙药，不要盲目使用，而应根据具体病情与药物特性有的放矢地合理选用。如果使用抗生素 2~3 天后仍不显疗效时，应查找原因，可从下列 8 个方面进行分析。

（1）是否诊断有误，或所患疾病并非细菌感染，而是病毒所致。如感冒是由病毒感染引起的疾病，只需用抗病毒的药物治疗，如板蓝根、吗啉胍（病毒灵）、利巴韦林（病毒唑）等就可以，不必使用抗生素。只有继发细菌感染，如发热、白细胞数升高等，才可使用抗生素治疗。临床上有许多发热也并非细菌感染所致，如药物热、胶原性疾病、肿瘤，以及功能性发热等，此时使用抗生素治疗，根本无济于事。

（2）抗生素选择不当。致病菌与抗菌谱不符。如全身严重感染，应及时静滴大剂量杀菌性抗生素，若此时应用抑菌性抗生素则对感染控制不利，还易使细菌产生耐药性而致治疗失败。

(3) 给药途径不当,剂量不足,导致感染不能控制。

(4) 抗生素不能到达感染部位,或药物到达病灶部位的浓度太低,如包裹性脓胸、深部脓肿,以及骨和前列腺等组织感染等。

(5) 抗生素联用不当,如青霉素类与四环素联合治疗肺炎球菌性脑膜炎,效果明显降低;青霉素G与红霉素联用治疗猩红热,疗效不如单用青霉素G。

(6) 患者身体状况不佳,如营养不良、水电解质紊乱、酸碱平衡失调以及长期使用免疫抑制剂等,此时即使应用大剂量强有力的抗生素,也难收到预期效果。故必须加强综合治疗措施,改善身体状况。

(7) 病原菌已产生耐药性,此时应根据血培养及药敏试验选择敏感抗生素治疗。

(8) 可能混合细菌感染,如室内或院内病原菌存在,而导致重复感染或交叉感染等。

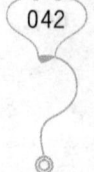

使用青霉素类药物应注意些什么

青霉素类抗生素包括天然青霉素,如青霉素G等;耐酶青霉素,如苯唑西林(苯唑青霉素)等;广谱青霉素,如氨苄西林(氨苄青霉素)、羧苄西林(羧苄青霉素)、阿莫西林(羟氨苄青霉素)等。因其结构中有β-内酰胺环,故又称为β-内酰胺抗生素。青霉素类的作用是干扰细菌细胞壁的合成,而哺乳类动物的细胞没有细胞壁,所以青霉素对人体的毒性很低,达到有效杀菌浓度的青霉素对人体细胞几无影响。但使用时应注意如下几点。

(1) 尽管青霉素类药物毒性较低,但有少数人对本类药物过敏,如产生皮疹、药物热、哮喘、血管神经性水肿,甚至过敏性休克,以后者最为凶险,常于注射或皮试时发生,大约50%在几秒钟至5分钟内发生,其余在20分钟左右发生,应十分注意。凡初次注射或停药3天后再用者,都应做皮肤过敏试验。如果皮试阴性(可以使用),但出现胸闷、气喘、皮肤发痒等异常症状者,也不宜注射。注射青霉素后,应观察20分钟,一旦发生过敏性休克,应立即用肾上腺素、氢化可的松等抢救。

(2)目前使用青霉素剂量越来越大,有采用大剂量(1 000万单位以上)或超大剂量的倾向。使用大剂量青霉素可干扰凝血机制而造成出血,偶然因大量青霉素进入中枢神经而引起中毒,可产生抽搐、神经根炎、大小便失禁,甚至瘫痪等"青霉素脑病"。因此不要随意加大剂量。

(3)青霉素类药物不宜溶解后存放,应"现配现用"。因为青霉素溶液放置时间越长,分解也越多,而且致敏物质也不断增多,易导致药效降低以及变态(过敏)反应的发生。

(4)应尽量避免局部使用青霉素,避免过分饥饿时注射青霉素。因此时容易引起变态反应。

斯皮仁诺有哪些不良反应? 使用时有哪些注意事项

斯皮仁诺是一种合成的广谱抗真菌药,为三氮唑衍生物,对皮肤癣菌(毛癣菌属、小孢子菌属、絮状表皮癣菌)、酵母菌[新生隐球菌、糠秕孢子菌属、念珠菌属(包括白念珠菌、光滑念珠菌和克柔念球菌)]、曲霉菌属、组织胞浆菌属、巴西副球孢子菌、申克孢子丝菌、着色真菌属、技孢霉属、皮炎芽生菌以及各种其他的酵母菌和真菌感染有效。体外研究已证实,本品可抑制真菌细胞膜的主要成分之一——麦

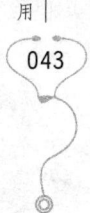

角甾醇的合成,从而发挥抗真菌效应。

1. 使用注意事项

(1) 胃酸降低:胃酸降低时会影响本品的吸收。接受酸中和药物(如氢氧化铝)治疗的患者应在服用斯皮仁诺至少2小时后再服用这些药物。胃酸缺乏的患者,如某些艾滋病患者及服用酸分泌抑制剂(如 H_2 受体拮抗剂、质子泵抑制剂)的患者,服用斯皮仁诺时最好与可乐饮料同服。

(2) 儿科应用:因伊曲康唑用于儿童的临床资料有限,因此建议不要把伊曲康唑用于儿童患者,除非潜在利益优于危害。

(3) 对持续用药超过1个月的患者,以及治疗过程中如出现厌食、恶心、呕吐、疲劳、腹痛或血尿的患者,建议检查肝功能。如果出现不正常,应停止治疗。

(4) 如果患者肝功能异常,就不应该开始用药。除非治疗的必要性超过肝损坏的危险性。

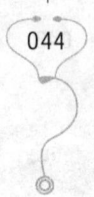

(5) 伊曲康唑绝大部分在肝脏代谢。肝硬化患者服药后的生物利用度降低。如必要服药,建议监测伊曲康唑的血浆浓度并采用适宜的剂量。

(6) 当发生神经系统症状时应终止治疗。

(7) 对肾功能不全的患者,本品的口服生物利用度可能降低,建议监测本品的血浆浓度以确定适宜的剂量。

(8) 在妊娠的大鼠和小鼠中使用高剂量的伊曲康唑(分别为每日40 mg/kg 和 80 mg/kg,或更高)时,发现伊曲康唑会增加动物胎儿畸形的发生率,并对动物胚胎产生不良影响。尚无妊娠妇女应用伊曲康唑的研究。因此,仅在因深部真菌感染危及生命时,经权衡利弊,潜在的益处大于用药可能产生的危险时,妊娠妇女才可使用伊曲康唑。

(9) 仅有很少量的伊曲康唑分泌到人乳中。因此哺乳妇女使用斯皮仁诺时应权衡利弊。

(10) 本品不影响驾驶及使用机器的能力。

2. 不良反应

在已报道的斯皮仁诺的不良反应中常见胃肠道不适,如厌食、恶心、腹痛和便秘。其他报道较少见的不良反应包括头痛、可逆性肝酶升高、月经紊乱、头晕和变态(过敏)反应(如瘙痒、红斑、风团和血管性水肿)。有个例报道出现了外周神经病变和史蒂文斯-约翰逊(Stevens-Johnson)综合征(重症多形红斑),但后者的原因不明。尤其是已有重要的潜在的病理改变并同时接受多种药物治疗的大多数患者,在接受斯皮仁诺长疗程治疗时(大约1个月)可见低血钾症、水肿、肝炎和脱发等症。

服用头孢哌酮会出现哪些不良反应

头孢哌酮又名泰福欣,为第三代广谱半合成头孢菌素,能对抗多种β-内酰胺酶的降解作用,抗菌谱广,对革兰阳性菌及阴性菌均有作用,如金黄色葡萄球菌(包括产生或不产生青霉素酶的菌株)、肺炎链球菌、大部β-溶血性链球菌株、大肠埃希菌、克雷伯杆菌属、产柠檬酸菌属、流感嗜血杆菌、奇异变形杆菌、普通变形杆菌、沙门菌属和志贺菌属、铜绿假单胞菌、淋病奈瑟菌及脑膜炎奈瑟菌等。

用于敏感菌引起的呼吸道、泌尿生殖道、胆道、胃肠道、腹腔、五官、皮肤和软组织等部位的感染。对外伤、烧伤感染,败血症及中枢感染也有效。如呼吸系统感染、腹膜炎、胆囊炎、肾盂肾炎、尿路感染、脑膜炎、败血症、骨和关节感染、盆腔炎、子宫内膜炎、淋病、皮肤及软组织感染等。

不良反应发生率约为 4%,其中皮疹多见(2%)。主要不良反应有:

(1) 变态(过敏)反应:引起的主要症状是斑丘疹、荨麻疹、药物热等。可致过敏性休克并哮喘,致急性喉头水肿。

(2) 消化系统:稀便、腹泻、腹痛,暂时性血清转氨酶、碱性磷酸酶、尿素氮或肌酐升高。可致上消化道出血。

(3) 双硫醒样反应:饮酒易出现双硫醒样反应,即使少量乙醇经皮肤吸收进入血液循环也可出现反应。典型的戒酒硫样反应是:饮酒后 5~10 分钟,面部发热、面色猩红、头痛,严重者呼吸困难、出汗、口干、血压下降、直立时虚脱、烦躁不安,甚至因休克、呼吸抑制、心肌梗死、急性心力衰竭、惊厥而死亡。

(4) 血液系统:嗜酸性粒细胞增多,轻度中性粒细胞减少,血小板减少,凝血酶原时间延长及活力降低,甚至诱发出血现象等可见于个别受药者,可表现为牙龈出血。有报道可引起低钾血症,女性老年人多见,部分无低钾血症的临床特征,补钾似乎无助于血钾的恢复。可引致低钾血症,其特点为:女性多于男性,老年较多,部分可无临床症状,停药后部分可自行恢复。

(5) 神经系统:有引起精神症状的报道。

(6) 心血管系统:心律失常,可致频发室性期前收缩(早搏)。

(7) 其他:可出现菌群失调、二重感染。

幼儿注射头孢呋辛过敏是否有后遗症

头孢呋辛是一种半合成第二代头孢菌素。对金黄色葡萄球菌、链球菌、脑膜炎球菌、流感杆菌、克雷伯杆菌、大肠埃希菌、奇异变形杆菌、沙门菌、志贺菌等有高度抗菌作用。幼儿注射头孢呋辛过敏并引起昏厥的原因很多，过度紧张、恐惧而昏倒最多见，为血管抑制性昏厥，又称反射性昏厥或功能性昏厥。体位性昏厥、排尿性昏厥也属此类。其他尚有心源性、脑源性、失血性、药物过敏性昏厥等。昏厥的临床表现为突然头昏、眼花、心慌、恶心、面色苍白、全身无力，随之意识丧失而昏倒。

幼儿注射过敏并导致昏厥，可能对幼儿以后的生长和大脑发育有影响，这方面的具体情况最好去医院让医师检查后作出鉴定，同时自己也要观察小孩各方面发育情况，如有异常及时向医师报告。

头孢唑啉有哪些不良反应

偶有嗜酸性粒细胞增多症伴皮疹、发热、恶心、呕吐、头痛、腹泻；少数患者有血清转氨酶升高、白细胞或血小板减少等反应。有休克者禁用。对青霉素类及头孢菌素类药物过敏者、肾功能不全者慎用。本品不可与氨基糖苷类抗生素混合注射，以免降低效果。

盐酸克林霉素有哪些不良反应

（1）胃肠道反应：包括恶心、呕吐、腹痛、腹泻等症状；严重者有腹绞痛、腹部压痛、严重腹泻（水样或脓血样），伴发热、异常口渴和疲乏（假膜性肠炎）。腹泻、肠炎和假膜性肠炎等可出现于治疗中或停药后。

（2）变态（过敏）反应：通常以轻到中度的麻疹样皮疹

最为多见，其次为水疱样皮疹和荨麻疹，偶见多形红斑、剥脱性皮炎，部分表现为 Stevens-Johnson 综合征。

（3）可出现肝功能异常、肾功能异常，偶见中性粒细胞减少和嗜酸性粒细胞增多等。

胃溃疡患者是否可服用阿莫西林？该药对胃肠道刺激大吗

阿莫西林是一种青霉素类抗生素，用于敏感菌所致呼吸系统感染，如支气管炎、肺炎、泌尿系统感染、软组织感染等。

它的不良反应可见变态反应（皮疹）、胃肠道反应、血清转氨酶升高、嗜酸性粒细胞增多、白细胞下降及耐药菌等或引起的二重感染等。

胃溃疡患者还是另服用药物比较好，因为阿莫西林并非专用于胃溃疡治疗的药物。

患者使用某些抗生素时为什么会有出血倾向

已知某些 β-内酰胺类抗生素可降低凝血酶原水平。抗生素还可以通过破坏肠道菌群来降低维生素 K 水平，因为肠道细菌可合成维生素 K。因此，饮食减少并服用抗生素可引起维生素 K 缺乏及出血倾向。当使用含甲基硫代四唑的 β-内酰胺类抗生素时，维生素 K 依赖性羧化酶受抑制，导致更快的出现出血倾向。

血小板功能也可被数种抗生素破坏，如羟氨苄西林（羟氨苄青霉素）或羧噻吩西林（羧噻吩青霉素）。血小板功能还会受一些 β-内酰胺类抗生素影响（如羟羧氧酰胺菌素）并引起出血时间延长。一些患者接受β-内酰胺类抗生素治疗时会出现凝血酶原降低和血小板功能障碍"双毒"。服用维生素K及最低有效剂量抗生素,可避免出血的发生。当使用这些抗生素的患者有出血表现时,输注血小板治疗有效。

抗微生物药和常用的免疫抑制剂之间有什么相互作用

环孢素和他克莫司(tacrolimus,FK506)在肝脏由细胞色素P450代谢。诱导或抑制P450的抗微生物影响这些免疫抑制药的代谢。利福平和利福布丁上调细胞色素P450,促进环孢素的代谢,导致血药浓度下降。红霉素、阿齐红霉素、克红霉素、酮康唑、伊曲康唑和氟康唑下调细胞色素P450,减少环孢素的代谢,导致血药浓度升高。另外,环孢素可加重氨基糖苷类抗生素的肾毒性。

慢性阻塞性肺疾病急性加重患者何时应用抗生素

慢性阻塞性肺疾病急性加重患者出现以下情况时可使用抗生素:
(1) 呼吸困难加重;
(2) 咳痰增多;
(3) 咳脓痰。

什么是抗生素三联

抗生素三联是对有严重疾病及外科医师高度重视的患

者，针对其潜在的致命的感染进行强有力的抗感染治疗。

包括：① 覆盖革兰阳性菌的抗生素，如氨苄西林（氨苄青霉素）；② 覆盖革兰阴性菌的抗生素，如庆大霉素；③ 覆盖厌氧菌的抗生素，如甲硝唑（灭滴灵）。

要注意避免真菌的过度生长以及耐药菌的产生，一旦有细菌培养的阳性结果，则应针对致病菌选择抗生素。

哺乳期妇女如何安全使用抗菌药物

不同的抗菌药物自乳汁中排泄的差异很大，其中从乳汁中排泄量较大的有红霉素和林可霉素。红霉素静脉滴注时，乳汁浓度较血清浓度高 4～5 倍，但青霉素 G 肌注或静滴时，乳汁中浓度仅为血清浓度的 2%～20%。尽管有些抗菌药物在乳汁中浓度很高，到达婴儿体内的药量有限，但却可以引起婴儿变态（过敏）反应和导致耐药菌株的发生。有些药物如卡那霉素和异烟肼经乳汁排泄，有可能导致婴儿中毒，应禁用。磺胺类通过乳汁的药量足以使 6-磷酸葡萄糖脱氢酶缺乏的婴儿发生溶血性贫血。

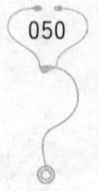

抗菌药物对孕妇的危害有哪些

在妊娠期间要禁用或慎用各种抗菌药物，非用不可者，应在医师指导下使用。

（1）青霉素可导致胎儿严重黄疸，严重时可导致胎儿死亡。

（2）链霉素可引起胎儿先天性耳聋，骨骼发育畸形。

（3）卡那霉素可致耳聋。

（4）四环素可致牙釉质形成不全，形成"四环素牙"，骨骼、心脏畸形,先天性白内障,四肢短小或缺损,新生儿溶血性黄疸,最严重的可出现脑核性黄疸甚至死亡。

(5) 土霉素、多西环素(强力霉素)可致胎儿短肢畸形。

(6) 氯霉素可致新生儿血液循环障碍、呼吸功能不全、发绀、腹胀(即"灰婴综合征")。妊娠末期大量使用,可引起新生儿血小板减少症、再生障碍性贫血或胎儿死亡。

(7) 红霉素可致先天性白内障,四肢畸形。

(8) 庆大霉素可致胎儿耳损伤,甚至先天性胃出血及多囊肾。

(9) 磺胺类药物(以长效磺胺和抗菌增效剂为主)可致高胆红素血症、脑核性黄疸畸形。

(10) 多黏菌素 E、B 及万古霉素服用时间过长可使孕妇发生急性肾功能衰竭,使婴儿出生 3 年内易患神经-肌肉阻滞、运动失调、眩晕、惊厥及口角感觉异常。

(11) 万古霉素还可致婴儿暂时性耳聋或永久性耳聋。

(12) 利福平可致胎儿畸形。

(13) 抗真菌类药物两性霉素 B、灰黄霉素、制霉菌素、克霉唑对孕妇的神经系统、造血系统、肝肾功能可有严重不良反应。灰黄霉素还可致流产和畸胎。

(14) 氨苯蝶啶:对孕产妇有肝损害,可改变血象。

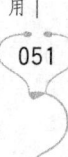

治疗结核病的药物会引起肝肾功能损害吗

目前在全球范围内,不管是工业发达国家还是发展中国家都出现结核病流行的大回升。全球结核病仍然是传染病首位杀手,全球有 1/3 人(约 20 亿)感染了结核病,现有结核病患者约 2 000 万,每年新发生患者约 900 万,每年死亡人数高达300万。而解决结核病流行最有效和最符合"投入-效益"原则是全程督导、短程化学疗法战略,在大多数国家和地区未能被采纳应用。日益严重的多种耐药病例增多,将威胁着结核病又回到"不治之症"的年代。如不立即采取强有力的措施,将造成结核病更为严重的流行和威胁。

根据以上提供的利福平药为广谱抗生素,也是重要的抗结核药物,作用机制是抑制结核菌核糖核酸作用的形成。对位于细胞内、外及属于繁殖或静止期的结核菌均有杀灭作用,且不受环境酸碱度的影响。不良反应有头昏、失眠、烦躁和周围神经炎,常规剂量时仅少数病例可出现肝功能障碍,但原有肝脏病变者应慎用,并注意监测肝功能。变态(过敏)反应包括药热、皮疹和白细胞减低。利福平加异烟肼是极广泛采用的联合治疗方案,由于两药合用可能加重肝功能损害,故应注意临床症状和肝功能监测。而对初始涂(菌)阳性者(包括涂阴粟粒型结核或伴有空洞者)加用吡嗪酰胺片和链霉素。吡嗪酰胺片是对细胞内结核菌有较强杀菌作用的抗结核药。对繁殖静止菌均有明显作用,但作用机制未明。不良反应亦有肝脏损害,故肝功能异常者忌用。它也可抑制尿酸自肾排出,引起痛风。链霉素为氨基糖苷类抗生素,对结核杆菌有明显杀菌作用。作用机制是改变细菌膜通透性,造成氨基酸和核苷酸外逸并妨碍核糖核酸形成,从而抑制蛋白质合成。主要对细胞外、繁殖期、碱性环境的结核菌有杀菌作用,而对细胞内、静止期菌和酸性环境的结核菌则无作用。不良反应最常见为对第Ⅷ对脑神经损害,硫酸链霉素主要引起晕眩和平衡失调,双氢链霉素主要引起听力障碍,及时停药可恢复。此外,亦可引起可逆性蛋白尿和肾功能不全。变态(过敏)反应表现为发热和皮疹。

心脑血管病合理用药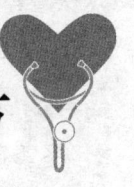

姓名 Name　　　　　性别 Sex　　　年龄 Age
住址 Address
电话 Tel
住院号 Hospitalization Number
X 光号 X-ray Number
CT 或 MRI 号 CT or MRI Number
药物过敏史 History of Drug Allergy

脑血管疾病怎样合理用药

> 我是一名高血压患者,已经有10多年的高血压病史,一直服用珍菊降压片治疗。天气越来越冷,去年冬天曾经发生过一次轻微的脑卒中(中风)。希望了解一下,脑血管疾病在预防和用药上应该注意些什么?

冬季确实是脑血管疾病的高发季节。我国心脑血管病患者人数呈逐年上升趋势,年龄呈年轻化趋势。据统计,我国每年因心脑血管疾病造成死亡的人数约260万,平均每小时死亡300人。据统计,我国15岁以上人群高血压患病率约为14%,比30年前增加了1倍。全国约有高血压患者1亿左右。最令人担忧的是,30岁左右发生心肌梗死、脑梗死和脑溢血的患者越来越多。据流行病学研究表明,造成心血管病上升和年轻化趋势的主要原因是经济发展带来生活水平提高后,没有形成健康的生活方式。现已明确心血管病的主要危险因素有:高血压、高血脂、吸烟、不平衡膳食、糖尿病、肥胖、缺少运动和精神压力等。

脑血管疾病包括脑血栓、脑栓塞、脑动脉硬化、脑出血、脑外伤、脑手术后遗症等脑损伤性疾病。目前对这些疾病的治疗还无特效办法,有些经治疗后遗留下来一些后遗症。此次介绍的脑血管病用药,目的是在改善脑循环,增加脑血流量,改善脑部氧供应,以便帮助恢复或缓解脑血流障碍所造成的症状,如头昏、头痛、耳鸣、血管性头痛、注意力不集中、精神紊乱、记忆力减退、失眠等。这类用药通常用量大、疗程长、见效慢,患者及其家庭应有耐心地坚持用药。但是,这些用药毕竟是辅助治疗,因此为预防脑血管疾病的发生,除用药外,患者还要注意生活规律,参加力所能及的体育活动,保持情绪稳定,戒除一切不良生活习惯,如嗜烟酒等。

近年来临床研究发现,多种药物使用不当亦可导致脑卒中发生,药物已成为诱发脑卒中的一个不容忽视的诱因。对此有关专家提醒中老年朋友们在服用药物时应提高警惕,不可盲目服用。具体说来,可引起脑卒中的常见药物有以下7类:

(1)降压类药物:长期患有高血压但又没有发现自己患血压高的人,平时已习惯于在较高血压下维持其脑部血液灌流,一旦发现血压偏高,降压心切,便大量使用降压药物,甚至多种药物同时服用,致使血压在短时间里突然大幅度下降,结果使脑部血供不足,血流缓慢,血液易于凝集,对于已有脑动脉硬化、动脉内膜表面粗糙不平的中老年人,很容易发生脑血栓形成,堵塞血管,招致缺血性脑中风。因此,使用降压药物治疗高血压,切不可操之过急,应合理用药,使血压逐渐下降至理想水平。

(2)利尿类药物:呋塞米(速尿)、氢氯噻嗪(双氢克尿塞)等利尿药直接作用于肾脏,促进电解质和水的排出。若中老年人使用利尿类药物剂量过大,尿液排出增多,易使体内水分大量丢失,可导致血液浓缩,黏滞性增加,易导致脑血栓形成。原有脑动脉硬化、血液黏滞度较高的中老年人应慎用利尿类降压药物。

(3)解热镇痛类药物:高热患者往往用解热镇痛类药物,如阿司匹林、对乙酰氨基酚(扑热息痛)等退热,这些药物均是通过大量散热而使体温下降,继而使人大量出汗,失去水分。伴有呕吐、腹泻的中老年人,发汗后致使机体缺水严重,造成血液浓缩,黏滞性增加,促使血栓形成。因此,中老年人发热时,最好不服用此类药物,而以物理降温为好。非用不可时,大量出汗之后,应及时通过饮用糖盐水或静脉点滴补液等方法补充水分,切不可大意。

（4）止血药物:中老年人发生出血性疾病时,常应用酚磺乙胺（止血敏）、氨甲苯酸（止血芳酸）、6-氨基己酸、卡巴克洛（安络血）等止血药。这些药物虽然有止血作用,但过量使用易引起血栓形成,阻塞脑血管,导致局部急性缺血,出现脑卒中。特别是脑动脉硬化、血脂偏高的中老年人,血液更易凝固形成血栓。因此,有血栓形成倾向性血管疾病的患者应禁用此类药物。

（5）抗凝药物:心脏瓣膜病已行机械瓣膜置换或有心房颤动的患者,常需要长期甚至终身服用抗凝药如华法林等。若抗凝药用量过大,容易引起脑溢血。因此,在服用抗凝药时,一定要加强凝血功能的检测,以防发生意外。

（6）镇静药物:许多镇静、安眠药物如氯丙嗪、水合氯醛等,在起镇静作用的同时,也可抑制心脏,扩充血管,如用之不当,特别是超量服用时,可引起血压下降,影响大脑血流量,形成血栓,堵塞血管而发生脑卒中。

（7）滋补保健:中药如人参等,患有高血压的中老年人长期服用时,有发生脑血管破裂,造成脑溢血的可能。为此,切不可盲目滥补。

冠心病患者应该随身准备什么药

> 前一阶段,由于身体不适,到医院检查,医师说我患了冠心病,我听说以后非常害怕,因为医师说这个病经常发病很急,来势凶猛,如果处理不当就会危及生命,也经常看到一些报道,某某名人猝死是因为冠心病。那么,为了预防急性发作,冠心病患者应该随身准备些什么药?

冠心病是冠状动脉粥样硬化性心脏病的简称,冠状动脉供应心脏自身血液,冠状动脉发生严重粥样硬化或痉挛,使冠状动脉狭窄或闭塞,导致心肌缺血、缺氧或梗死的一种心脏病。冠心病的主要临床表现是心肌缺血、缺氧而导致的心绞痛、心律失常,严重者可发生心肌梗死,使心肌大面积坏死,危及生命。高血压、高脂血症、糖尿病等都是诱发冠心病的危险因素。另外,抽烟、喝酒、吃肉、肥胖等因素也是导致冠心病的高危因素。能吃能喝,大口吃肉、大口喝酒,身体肥胖强壮的人,要特别当心冠心病的发生。

据一份关于我国院前死亡病例的分析报告显示,院前死亡已占到人口总死亡数68.35%,而猝死在院前死亡中占第1位。院前死亡指没有送到医院抢救,就已经死亡。在疾病突发时,没有及时服用急救药物,是导致猝死的主要原因之一。

猝死多见于中老年人,其中源于心血管病突发的占70.44%,脑血管病占8.3%,呼吸系统疾病占5.6%。减少猝死的关键因素在于提高急救意识、普及心肺复苏知识,同时还应该加强患者自身的防护与急救意识。最关键的就是教育患者随身带药。

在各种急症中,冠心病是目前严重危害人们健康的常见病、多发病之一。根据冠心病患者容易发生的心绞痛、心律失常等病症,配备不同的应急药物,给这类患者配一个急救药盒。通常,急救药盒里应有硝酸甘油、硝苯地平(心痛定)及亚硝酸异戊酯等。硝酸甘油是治疗心绞痛的首选药物,能够直接松弛血管平滑肌,减少心肌耗氧量,迅速缓解症状。发病时应立即取剂量为 0.5 mg 的硝酸甘油片放在舌下含化,2~5 分钟即可见效。

另一种必须配备的药是亚硝酸异戊酯,又称亚硝戊酯。它具有扩张冠状动脉及周围血管的作用,起效最快,但维持时间较短。当心绞痛急性发作而用硝酸甘油无效时,可将该药注射液(每支 0.2 ml)裹在手帕内拍破,置鼻孔处吸入。

一般情况下,急救药物应放在上衣或裤子口袋里。如果没有口袋,也可放在随身携带的包里。最好放在包最外面一层的固定位置,便于寻找。患者家中也应在固定、显眼的地方摆放一些急救药。但不要放在浴室或厨房里,这些地方潮湿、闷热,容易使药物受损。

还需要提醒的是,急救药要注意正确保存。有的冠心病患者习惯把硝酸甘油放在纸袋内或透明玻璃瓶内,这种做法是错误的。硝酸甘油挥发性强,见光后极易分解失效,应放在棕色等颜色较深的药盒内,旋紧盖,密闭保存。而且它具有怕热的特性,随身携带时不能放在贴身的衣兜里,以免受体温、汗水的影响,降低药效。

临床发现不少家属在冠心病患者发病时都心急火燎找药找水,然后用水给患者送服药物,他们不知道这样做其实很危险甚至可能让患者丧命! 患者及其家人要熟悉冠心病药物的使用,其中最常用的急救药物硝酸甘油就不能用水送服，而必须是舌下含服。

一般情况下，患者都熟悉药物的服用，但需要特别提醒的是和患者生活的家属，他们反而不了解药性，总是习惯性地找水来送服药物。冠心病患者的家人熟知该病药物如硝酸甘油的放置地点、使用方法和一些急救的做法，是提高患者发病时获救生存机会的重要因素。

硝酸甘油是缓解心绞痛的首选药，故应随身携带以备急用。一旦心绞痛发作应立即取硝酸甘油1～2片放舌下含化，1～2分钟即可开始起作用，约半小时后作用消失；药片不能吞服，如药物不易溶解，可轻轻嚼碎继续含化。服用后，不要站立过久，避免引起血压急剧下降导致的眩晕和晕厥。

应用硝酸甘油这类药物时，可能出现头昏、头胀痛、头部跳动感、面红、心悸，继续用药数日后可自行消失。为避免体位性低血压所引起的晕厥，患者应平卧片刻，必要时吸氧。尤其是在家里晚上上厕所时，应先在床上坐片刻，再下床去厕所。

若患者出现心绞痛发作次数增加，持续时间延长，疼痛程度加重，含服硝酸甘油无效的情况，有可能是心肌梗死先兆，家属应让患者立即卧床休息，不要用力，以降低心肌耗氧量。使用平时防备抗心绞痛的药物，如含服硝酸甘油片，3～5分钟1片（一般控制在5片之内）以减轻疼痛。如病情危重应尽快要求急救中心前来就地抢救，待心率、心律、血压稳定，才轻抬轻搬，送患者到医院继续治疗。如患者突然面色发绀、抽搐、大叫一声、口吐白沫、意识不清、呼吸微弱或停止，就是急性心肌梗死并发严重心律失常、心室颤动导致心跳骤停，此时需争分夺秒在患者胸前区重捶1～2下，然后坚持胸外心脏按压和口对口人工呼吸，以等医师到来，为抢救赢得时间。

服用降脂药物者如何服用保健品

我有高血脂,主要是三酰甘油高,在服用辛伐他汀治疗,效果很好,血脂现在基本正常。为了进一步促进身体健康,许多朋友推荐我服用西洋参等一些保健品。想问一下,我是否可以服用西洋参等保健品?

胆固醇和三酰甘油增高成为高胆固醇血症、高三酰甘油血症,这主要是由于脂质代谢紊乱,造成胆固醇和三酰甘油明显增高,特别是低密度脂蛋白增高,是动脉粥样硬化的危险因子。临床上主要用他汀类药物来治疗高胆固醇和高三酰甘油以及防止动脉粥样硬化的发生和发展。

辛伐他汀为3羟基-3甲基-戊二酰辅酶A还原酶(HMG-CoA还原酶)的抑制剂,具有强力降低血胆固醇的作用。辛伐他汀通过抑制HMG-CoA还原酶,使内源性胆固醇的合成减少,并使肝脏的低密度脂蛋白受体数上调,从而可以较大幅度地降低血胆固醇和低密度脂蛋白-胆固醇的水平。辛伐他汀在降低血胆固醇的同时,可以降低血载脂蛋白B浓度25%～35%。用于饮食疗法效果不佳的原发性高胆固醇血症,特别适用于杂合子家族和非家族性高胆固醇血症。较常见的不良反应有胃部疼痛、便秘、腹胀、食欲不振等症状。较少见的不良反应有肌痛、乏力、头痛,偶见白细胞减少、皮疹、瘙痒等;少数患者可见到血清氨基转移酶增高。服用辛伐他汀20 mg,每晚1次。一个半月后复查。降脂比较满意,可以再到6个月后复查1次。

服用辛伐他汀应注意以下几点：

（1）与下列药物合用时可由于对 HMG－COA 还原酶的抑制过强而损伤横纹肌，因此服辛伐他汀时应避免同时用吉非贝齐、烟酸类、环孢素及红霉素。

（2）辛伐他汀与华法林合用时可轻度增强后者的抗凝作用，应予注意。

（3）与地高辛合用时，辛伐他汀可使前者的血浓度轻度升高。

（4）服药期间不宜饮酒。

（5）儿童、肝病史者慎用。

另外，药物治疗的同时，主要应控制饮食。采用低脂低胆固醇、低饱和脂肪酸饮食，多吃蔬菜和水果，而且还要适当参加体育活动。

在服用此药时要注意不宜吃柚子，因柚汁可增加辛伐他汀的生物利用度，增加发生肌病或横纹肌溶解的危险。因此接受辛伐他汀治疗的患者应避免服用柚汁，但可用橙汁代替。

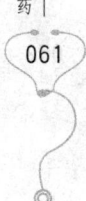

另外，是否可以服用西洋参等保健品，我想不是人人都可服用西洋参。近几年，西洋参在补品中备受青睐。其实，西洋参是一味药，而不是保健品。不少人也以为西洋参老少皆宜，四季可服，"百无禁忌"。中医认为，西洋参具有补气养阴、清火除烦、养血生津之功效，通常用于肺虚久咳、口咽干燥、心烦失眠、四肢倦怠、失血气短等症。放疗或化疗后，导致阴虚内热、津伤口渴、尿赤便血者，均可用西洋参治疗；若兼有气阴两伤者，可与人参同用，则效果更佳。冠心病患者若有气阴两虚、心慌气短、神倦咽干，可每日含服西洋参，久用有良效。患窦房结综合征有眩晕、乏力、口干者，西洋参口嚼含化，可明显改善症状。西洋参在治病健身方面虽有独到之处,但滥用也是有害的,要防止两种滥用倾向:第一种是盲目用于各种患者。临床研究表明,慢性乙肝患者服用西洋参还会加重病情和使之迁延。又如,许多恶性肿瘤患者在术后或放化疗后使用西洋参及其制剂,有的甚至长期大量使用以图尽快康复,可往往事与愿违,只有当患者在术后或放化疗后出现明显的肺胃阴虚症状时才可对症使用,发挥西洋参的实际效用。可见,西洋参并非任何患者都适宜。第二种是将西洋参当作食品。由于西洋参具有一定的抗疲劳、抗缺氧或提神醒脑作用,日常生活中有为数不少的人随身携带西洋参或其制剂以备抗疲劳。殊不知,西洋参也是一种药品,不能想吃就吃。据有关资料显示,忙碌的现代人约有70%之众处于亚健康状态,而亚健康的主要特征就是疲劳,那么用西洋参抗疲劳不是对症的吗?其实不然,因为疲劳是人体气血阴阳相对失衡的表现,需要通过精神调摄、均衡营养、劳逸结合、合理地安排工作和休息的时间等多方面来综合调节,并不是服用西洋参就能解决的问题。况且有许多情况还不适宜用西洋参来抗疲劳,因为西洋参只是一种养阴补气的中药,不是万能药。

降压药有哪些不良反应? 应如何正确选择

我今年体检发现血压高,原来我就有高血脂、糖尿病,并且肾功能不好。现在降压药很多,医师说要根据不同情况选择。想询问一下降压药有哪些不良反应,应该怎样选择?

降压药品种繁多,各有特点,高血压患者选用降压药的原则应是:既要不良反应小,服用方便;又要1天24小时内均能平稳降压,且能保护心、脑、肾功能。所以,高血压患者选择降压药有讲究。

1. 不良反应

现在普遍应用的各种降压药都经过大量长时间的临床验证,不良反应的发生率较低,只要根据患者的情况综合分析,合理用药,不良反应是可以避免的。常用降压药的不良反应如下:

(1) 利尿剂(如氢氯噻嗪):不良反应有低血钾、高尿酸血症、高钙血症、高血糖和高血脂。另外,对肾功能减退的患者会有不利影响。

(2) β-受体阻滞剂(如美托洛尔):心动过缓、诱发支气管哮喘、高血糖、高血脂等。虽然最近发现小剂量可治疗某些心力衰竭,但大剂量使用可发生急性心力衰竭。

(3) 钙拮抗剂:硝苯地平可产生面部潮红、头痛、心率加快、踝部水肿。维拉帕米和地尔硫䓬由于对心脏传导及窦房结功能有抑制,因此对心动过缓和房室传导阻滞者不宜用。

(4) 血管紧张素转换酶抑制剂(ACEI):最多见的是咳嗽,以咽痒、干咳为主,发生率为10%~20%。其他少见的有血管神经性水肿、高血钾、白细胞下降、低血糖等。对肾功能不全者会增加血尿素氮,所以肾功能减退者需慎用。

(5) α-受体阻滞剂(如特拉唑嗪):体位性低血压,尤其首剂服药时容易发生,因此首次服药时常在入睡前半量服用,并注意夜间尽量避免起床。

(6) 血管紧张素Ⅱ受体拮抗剂:目前尚未发现明显不良反应,可有轻度头晕、恶心等。

（7）复合制剂：复方利血平（复方降压片）有头晕、精神抑郁、血脂异常等不良反应；珍菊降压片会产生口干、头晕、便秘等不适；复方罗布麻片则容易导致直立性低血压。

2. 正确选择

对轻度高血压，部分患者服用一种降压药即可将血压降至正常，如单服钙拮抗剂 62% 有效，单服转换酶抑制剂 43% 有效，单服 β-受体阻滞剂 53% 有效。但有些患者常需选用两种或两种以上的降压药，这样能从不同环节发挥作用，增强疗效，减轻不良反应。常用的搭配方法有钙拮抗剂加血管紧张素转换酶抑制剂或利尿剂，钙拮抗剂加 β-受体阻滞剂加利尿剂等，均需在医师指导下应用。

（1）有高血脂、糖尿病、痛风者不宜用利尿剂或 β-受体阻滞剂，以免血糖、血脂和尿酸升高。

（2）有心力衰竭、传导阻滞、支气管哮喘、肺气肿、肺心病者不宜选用 β-受体阻滞剂，以免使病情加重。

（3）有肾功能不全者可选钙拮抗剂、利尿剂或血管紧张素转换酶抑制剂，可防止肾小球滤过率下降。

（4）有左心室肥厚者，最好选用血管紧张素转换酶抑制剂，有助于左心室肥厚逆转。

（5）有糖尿病者宜选用血管紧张素转换酶抑制剂，或再加钙拮抗剂。

（6）有冠心病、心绞痛者应选钙拮抗剂，心率较快者可用 β-受体阻滞剂。有前列腺肥大者可加用 α-受体阻滞剂。

还要注意，降压要平稳，开始用小剂量，逐渐递增，直至血压能控制在正常范围内。轻症患者血压以控制在 120/80 mmHg 为宜；老年患者血压应控制在 140/90 mmHg；对已发生过心肌梗死和脑卒中的患者，最佳的血压值是 140/80～85 mmHg。切忌突然换药或忽服忽停，否则会使血压大幅度波动而导致意外。

三种"降压片"的区别、不良反应和注意事项是什么

（1）复方利舍平氨苯蝶啶（北京降压0号）

成分：利复方利舍平、硫酸双肼屈嗪、氢氯噻嗪、氨苯蝶啶、氯氮䓬。

（2）复方利舍平（复方降压片）

成分：利复方利舍平，硫酸双肼屈嗪、氢氯噻嗪、氯氮䓬、盐酸异丙嗪、氯化钾、维生素B_1。

（3）珍菊降压片

成分：野菊花膏粉、珍珠层粉、盐酸可乐定、氢氯噻嗪、芦丁。

以上三种药的药理特性为降压药，主治高血压。

不良反应：引起恶心、头胀、乏力、鼻塞、嗜睡等。减少用量或停药后即可消失。

注意事项：胃与十二指肠溃疡者慎用，对活动性溃疡患者忌用。其实不良反应的发生是因患者的个体差异而言。各人服药后出现的不良反应不一定是一样的，如在服药中出现异常，应随即停药去医院就诊。

每日服用一次的高血压药，什么时间服用最合适

如尼群地平是一种中效降压药物，作用持续时间较长，应该先从每日1次1片开始服起，如果效果不明显，可增加剂量至每日1~2片，根据疗效调整剂量，维持量每日10~

20 mg，1～2次/日。但是每日1次服用时应尽量选择上午8～9点，不要晚上服药，以免夜晚血压过低。

不良反应：头痛、头晕、面红、恶心，低血压，心绞痛发作。偶见下肢水肿。

注意事项：过敏、严重主动脉瓣狭窄者禁用。肝肾功能不全、机械操作者慎用。老年患者应减少剂量。故推荐老年患者初始剂量为每日10 mg为宜。

睡前加服降压药能"平安过夜"吗

有不少高血压患者为了"平安过夜"，常喜欢在临睡前加服1次降压药，认为这样治疗效果会好些。其实，这种做法会导致血压大幅度下降，使心、脑、肾等重要器官供血不足，而诱发心绞痛、心肌梗死或脑血栓形成，引起脑卒中（中风）。

由此可见，服用降压药一定要掌握好时间火候。一些速效降压药应该在血压高峰之前的清晨服用才最适合。有的人一清早血压就很高，那么服药时间就要提前，醒后即刻服药。治疗血压病早晨1次服药方法优于传统的1日3次服药方法，且容易长期坚持，不至于漏服。

但由于一些老高血压患者已习惯于原来的服药方法，则不宜骤然改变，可将每天末次服药时间安排在睡前3～4小时，逐渐缓慢提前，以遵循血压昼夜周期规律，掌握科学的服药时间和方法。

抗心绞痛的药为什么反而引起心绞痛

各种抗心绞痛的药物功效不同，服用不当有时反而会使心绞痛加重，所以一定要谨慎使用。以下是几种常见的抗心绞痛药物。

（1）硝酸甘油：是最常用的速效抗心绞痛的药物，它通过松弛血管平滑肌起止痛作用。但由于该药可以使周围血管扩张，导致静脉淤血，造成相对性冠状动脉血流减少，发生缺血性改变。也有人认为，硝酸甘油用量过大时，会使血压过度降低，冠状动脉血流灌注减少，从而使心绞痛发作或加剧。所以，使用硝酸甘油的剂量不宜过大，一般以每次1～2片为宜。

（2）硝苯地平（硝苯吡啶）：资料表明，此药在使用过程中或停药后可诱发心绞痛。因为硝苯地平有明显的降压作用，使冠状动脉血灌注减少，加之伴有心率增快，使心肌耗氧量增加而引起心绞痛。此外，突然停用硝苯地平，可出现全身动脉痉挛，而冠状动脉更为显著，出现严重的心肌缺血而诱发心绞痛。所以，使用硝苯地平治疗时剂量要适宜，停药时要逐渐减量。

（3）普萘洛尔（心得安）：临床用于心律失常、高血压及心绞痛。但有报道，在普萘洛尔应用过程中突然停药可引起"药物戒断综合征"而使心绞痛加重，甚至引起心肌梗死。故本药停用时，必须用2周时间逐渐减量为宜。

（4）双嘧达莫（潘生丁）：该药为冠状动脉扩张剂，但又能扩张非缺血区的血管，有时会造成缺血区血管不仅不能扩张，还会使缺血区的血液流向非缺血区，即造成所谓"冠状动脉偷窃"现象，使缺血区血供更为减少，加重心绞痛。故本药不宜单独作为心绞痛发作的急救药物应用。

（5）阿司匹林：阿司匹林是典型的解热镇痛药，用于成人解热，每次0.3g，每日3次，也有抗血小板聚集作用，而且可用于预防血栓形成，也用于防治冠状动脉内血栓形成而诱发的心绞痛,但此时剂量仅为每日40 mg,故大剂量时可通过对环氧化酶的抑制作用而抑制前列腺素的合成,诱发冠状动脉痉挛而加重心绞痛的发作。所以,阿司匹林的用量宜小,这样既可抑制血小板内血栓素的合成,又不妨碍前列腺素的合成。

阿司匹林与依那普利相"排斥"吗

依那普利为血管紧张素转换酶抑制剂,通过抑制血管紧张素的合成,导致血管阻力降低,而达到降压功效,是当前治高血压病的一线安全药物,疗效确切,临床应用广泛。目前发现阿司匹林会降低依那普利的降血压效果。据测定,在服用依那普利治疗高血压时,每日口服阿司匹林300 mg,依那普利的降压效果降为63%～91%,且不受高血压严重程度的影响,证实阿司匹林对依那普利的降压效果有显著的拮抗作用。因此,两药不可同时服用。另外,卡托普利、苯那普利都是血管紧张素转换酶抑制剂,因此也不可与阿司匹林同时服用。

多巴胺与多巴酚丁胺是否相同

不相同。多巴胺激动肾上腺多巴胺能受体,小剂量多巴胺2 μg/(kg·min)可以拮抗休克导致的肾小动脉收缩。在增加心肌收缩力方面多巴胺无直接的正性肌力作用。

血管紧张素转换酶抑制剂的其他有益临床作用是什么?有哪些不良反应

(1)对心肌梗死后射血分数降低(40%)的患者,卡托普利通过改善左室重构降低死亡率，因而减少左室扩张和肥厚的发生。

（2）许多临床医师认为 ACEI 比其他药物更为有效地减轻高血压左室肥厚患者的心室重量，并改善舒张功能不全。

（3）卡托普利比其他抗高血压药物更为有效地保护胰岛素依赖糖尿病患者已降低的肾功能。

（4）含巯基的 ACEI，如卡托普利，有轻微的抗血小板作用，并可提高胰岛素受体的敏感性。

ACEI 的其他少见不良反应，常见于卡托普利，包括皮疹、味觉障碍、血管性水肿、可逆的中性粒细胞减少。低血压可能是 ACEI 的一种不良反应，尤其是初次用药或成倍增加药物剂量时更易出现低血压。所以，开始 ACEI 治疗的患者应该是血容量过高而非过低。某些患者还表现为血清肌酐和血钾水平升高。肾功能不全的患者也应慎用 ACEI，但慢性肾功能不全并非是 ACEI 的绝对禁忌证。使用 ACEI 之前应停止补钾和保钾利尿剂。服用该类药物的一个常见不适是咳嗽，由于咳嗽也是心力衰竭的一个症状，因此应检查患者有无肺血管淤血。一些患者还会发生血管神经性水肿，出现咽部水肿的患者应绝对禁止继续使用 ACEI。

哪些药物最"伤心"

药物使用不当可诱发心脏病变，如心功能抑制、心肌病、心肌缺血、心肌炎等，也可以使原有心脏病变加重，如诱发心律失常。常见的有以下几种：

（1）洋地黄、地高辛：用于治疗心力衰竭，但若过量使用,可诱发心律失常,房室传导阻滞,或充血性心力衰竭。若不及时处理,可因心室纤颤而死亡。

(2) 奎尼丁:是用于治疗心律失常的重要药物,但当血液浓度超过 6μg/ml 时,就会出现室性阵发性心动过速,甚至心室颤动,也可诱发冠状动脉栓塞、脑卒中(中风),造成突然意识丧失、四肢抽动乃至呼吸停止。

(3) 利多卡因:若用量过大或静脉注射过快时,会致血压下降,甚至心跳骤停。

(4) 吲哚美辛(消炎痛):会减少心肌血流量而诱发心肌缺血;对于原有轻度心肌缺血者会加重病情;对原有心绞痛者可导致心肌梗死。

(5) 氨茶碱:应用过量或静脉注射过快时,可导致窦性心动过速,呼吸窘迫者会引起心室颤动。

(6) 红霉素:静脉给药时,可引起血栓性静脉炎或肺栓塞。

因此,患者在使用上述药物时,一定要遵照医嘱,千万不可随意使用。

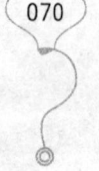

降脂药有哪些不良反应

随着生活水平的不断提高,高脂血症的发病率也在逐年攀升。由于高脂血症与心脑血管疾病具有密切的关系,因此,患者一旦被确诊,医师和患者都会十分重视对该病的治疗。目前,对于高脂血症患者的治疗,在通过改善生活方式、合理调整饮食结构一段时间(一般为 3～6 个月)后,仍然不见效果时,还得依靠降脂药物来降脂。然而,任何药物都有其两重性,即治疗作用和不良反应。降脂药物同样也不例外,尤其是降脂药物一般都需要服用较长时间才能获得良好的防治效果，所以，对其不良反应患者更不能忽视。下面就常用的几类降脂药物的不良反应作一简单介绍，以供有关患者选用时参考：

（1）他汀类降脂药：这类药物以洛伐他汀、美伐他汀等为代表（西拉伐他汀即拜斯亭，现已不用）。其主要作用为降低三酰甘油和胆固醇，但以降低低密度脂蛋白-胆固醇的作用更为明显，为目前防治冠心病的常用药物。该类药物的常见不良反应有：头痛、失眠、短暂性大便习惯改变、恶心等，这些不良反应多在长期使用时出现，一般短期应用较为少见。需要特别注意的是，这类药物倘若与降脂药吉非罗齐合用，常会产生较严重的问题，轻者可致肝肾功能损害、肌肉酸痛，重者则可出现横纹肌溶解、黑尿、肾功能衰竭等，甚至可以导致死亡或终生残疾。

（2）苯氧芳酸类降脂药：这类药物以氯贝特、非诺贝特、吉非罗齐等为代表。其主要作用为降低三酰甘油和胆固醇，但以降低三酰甘油的作用更为明显。这类药物的常见不良反应有：恶心、腹胀、腹泻、嗜睡、乏力、脱发、白细胞减少、皮疹、瘙痒，偶尔可出现肌无力、肌肉疼痛、肌痉挛和阳痿、血清氨基转移酶升高等。

（3）激素类降脂药：这类药物以氧雄龙、羟甲烯龙和右旋甲状腺素钠等为代表。其主要作用为降低胆固醇，其中氧雄龙和羟甲烯龙为蛋白同化激素，不良反应有男性化、月经紊乱、水肿、血清氨基转移酶增高、前列腺肥大等，孕妇对这两种药物应忌用。右旋甲状腺素钠为甲状腺素制剂，不良反应有类似甲状腺功能亢进（甲亢）的症状，即心悸、震颤、烦躁、易激动、好出汗，以及心律失常、皮疹、瘙痒等。孕妇、哺乳期妇女应慎用。此外，冠心病、心功能不全、心律失常、高血压、肝肾功能不全者也应禁用或慎用。

（4）不饱和脂肪酸与磷脂类降脂药：这类药物以亚油酸、多烯康等为代表。不良反应较少，使用较为安全，少数患者可出现食欲增加、尿频、口干、恶心等轻度不良反应。

（5）阴离子交换树脂类降脂药：这类药物以考来烯胺、降胆葡胺等为代表。其主要作用为降低血液中的胆固醇。长期应用这类药物容易引起脂肪吸收不良，大剂量使用可出现胃肠道不适、腹泻等。

（6）类固醇类降脂药：这类药物以谷固醇、熊去氧胆酸等为代表。其主要作用也是降低血液中的胆固醇。不良反应有食欲减退、胃肠痉挛、腹泻等。

（7）烟酸类降脂药：这类药物以烟酸、阿昔莫司（阿西莫司）等为代表。主要为扩血管药，具有一定的降胆固醇和三酰甘油作用，但作用较弱。主要不良反应有皮肤红斑、热感、瘙痒等。因为容易诱发出血，溃疡病患者应禁用这类药物，孕妇、哺乳期妇女也应慎用。

（8）其他降脂药：藻酸双酯钠有一定降脂作用，不良反应有上腹部不适、皮肤潮红、黏膜有肿胀感、恶心、头晕、心悸等。由于藻酸双酯钠为降低血黏度药，容易导致出血，因此有出血倾向和肾功能不全者应禁用。泛硫乙胺（潘特生）可明显改善脂质代谢，有一定降脂作用，可升高血中高密度脂蛋白含量，不良反应有腹泻、食欲不振、腹胀等。联苯吡咯可以降低血中胆固醇，不良反应有食欲减退、恶心、呕吐等。

由上可见，降脂药物或多或少都有一些不良反应，对于需要长期使用这些药物的患者来说，了解这些知识非常重要，尤其是需要联合用药的患者则显得更为重要。

高血压患者如何合理用药并做好日常保健

高血压药的使用，一般根据患者的病情，在用药过程中血压变化以及用药后患者出现的具体情况决定。如用药后疗效好血压稳定可继续服用，如用药后出现不良反应或血压控制得不理想，就要去医院让医师更换药物再观察。总之高血压药要在医师指导下使用，包括长期服用高血压药也要定期观察血压变化和疗效情况。

长期服用高血压药物的高血压患者应该定期，如每1周或每2周，测量血压，检查血压控制情况。更好的方法是：可以买一只血压计自己每天在同一时间内测量血压，并予以记录，观察血压变化情况，及时发现问题，及时改变治疗方案。一年四季的天气变化可能会引起高血压患者身体不适，对此应该自行注意调节生活环境温度，冬天注意保暖，夏天不要在太阳下暴晒。同时还要注意自己的情绪变化，这些有时也会影响到血压。

日常饮食中要注意以下几点：要限制盐的摄入量，每日应逐渐减至6g以下，普通啤酒盖去掉胶垫后，一平盖食盐约为6g。这里所指的食盐量包括烹调用盐及其他食物中所含钠折合成食盐的总量。多吃新鲜蔬菜、水果，增加含钙丰富的食物食用量。常见的高钙食物有鲜奶、豆类及其制品，宜多吃新鲜深绿色蔬菜、海带、木耳等。每天吃新鲜蔬菜不少于400g（8两），水果100~200g（2~4两）。控制和减少脂肪和总热量的摄入，适量增加优质蛋白质摄入。选择鱼类、禽类、瘦肉等动物性食品，多吃豆类制品，控制和减少脂肪的摄入。

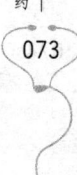

限制饮酒、抽烟。高血压病患者最好不要饮酒,如果要饮,每日饮用量折合白酒不能超过 50 g(1 两)。抽烟对高血压病患者来说也是一种不良的习惯,戒烟有利于稳定血压,减轻病症。

改善饮食结构,要结合每个人的实际,有针对性地进行调整,不能千篇一律。改善饮食结构也不是一朝一夕之事,高血压病患者应克服困难,逐步使自己的饮食结构趋于合理。应该重视以下几个问题。

(1) 不要以一次性检查来确定病情的轻重,从而忽视对病情的经常监测。要坚持医师检测与家庭自我检测相结合,根据病情的变化,及时采取治疗措施。在一般情况下,老年高血压患者要 1 个月去医院复查 1 次血压,把 1 个月内的病情如实地通报给医师,以便及时有效地进行治疗。对血压波动大的老年患者,在家庭护理时,要注意这样几种情况:一是要注意早晨血压急剧升高的现象;二是注意季节、气候、情绪及体力负荷强弱的变化;三是在降压治疗过程中,要注意老年高血压患者中的体位性低血压情况。特别是在卧位起床或站立时要加强监护,防止血压降得过低;四是注意有的患者到医院就诊时显示高血压,回到家中血压就正常的"白衣高血压"现象。

(2) 不要病情重时才用药,病情轻时不用药。要在医师的正确指导下,坚持经常用药,保持血压的稳定。对因经济不宽裕而不能坚持经常用药的患者,要向他们介绍那些既对症又较便宜的降压药品,帮助他们减轻经济负担,坚持长期服药。对疾病不予重视不愿长期服药的患者,要加强卫生宣教,坚持经常检测,使患者对高血压的危险性有一个认识。对容易遗忘的患者,可采取将服药与生活中某些必做的事情相联系的办法。如:起床、就寝、饭后,把药物放在醒目的位置,也可以用字体较大的标签标明用药剂量和服药时间,便于老年人记忆。对家庭的护理人员要教他们学会简单的测血压、用药的常识,以便经常督促患者按时服药。

(3) 不要忽视对病情不利的生活习惯。一些不良的生活习惯,给治疗带来了极坏的影响,因此,我们必须引起高度重视。一是要控制好参加娱乐活动的时间,如:打麻将、打牌、跳舞等活动的时间不要过长或无节制。二是要控制好饮食,首先,要限制食盐摄取。要根据患者的特点,缓慢地将盐的摄入量控制在每天 8~10 g。大约经过 100 天左右逐渐适应淡味的饮食。多量饮酒会导致高血压,经医学调查表明,每日饮酒量超过 42 ml 的人,脑血管意外发病的危险性增加。从对血压影响和预防心、脑血管并发症的角度来看,家庭护理人员要控制患者饮酒,切忌过量。

高血压患者如何选择降压药物

高血压患者应先选择合适的降压药物作开始治疗及维持降压治疗,要考虑每个患者的个体化因素,因为降压治疗是长期甚至终生的。药物的选择应考虑到下列因素:

(1) 患者存在的心血管危险因素;

(2) 有无靶器官损害,如临床心血管病,肾脏病及糖尿病等;

(3) 有无其他伴随疾病影响某种降压药物的使用;

(4) 对患者存在的其他情况,所用药物有无相互作用;

(5) 降低心血管危险的证据有多少;

(6) 患者长期治疗的经济承受能力。

如何联合应用降压药物

联合应用降压药物有许多优点:
(1) 可以增强药物的降压效果;
(2) 可以使药物剂量减小避免因药物剂量过大而产生许多不良反应;
(3) 可以互相取长补短。

联合用药原则如下:
(1) 先尽可能使用最低剂量,特别是当利尿剂是其中一种时;再根据血压反应逐渐增加剂量或增加降压药种类;
(2) 选用能增大降压效应的药物;
(3) 选用能相互减少不良反应的降压药物;
(4) 选用有协同作用的降压药物。

5种有效的联合降压治疗方案:
(1) 利尿剂和β-阻滞剂和或α-阻滞剂,如利尿剂使血容量下降,可增加肾素-血管紧张素系统的活性,而β-受体阻滞剂对其有抑制作用,两种药物通过不同的机制发挥降压作用;
(2) 利尿剂和血管紧张素转换酶抑制剂或血管紧张素Ⅱ拮抗剂;
(3) 二氢吡啶类钙拮抗剂和β-阻滞剂;
(4) 钙拮抗剂和血管紧张素转换酶抑制剂;
(5) $α_1$-阻滞剂和β-阻滞剂,血管扩张剂通过扩张周围血管而降低血压,血管扩张、反射性地兴奋肾上腺素能神经,从而引起心动过速、心肌收缩力增加,并激活肾素-血管紧张素系统,β-受体阻滞剂可抑制这些代偿机制,因而减少不良反应,发挥更大的降压作用。

可能不适当的组合：

(1) 二氢吡啶类钙拮抗剂和利尿剂：与一般降压药不同，二氢吡啶类钙拮抗剂在高钠状态时降压作用最强。当与利尿剂同服时，尤其在先用钙拮抗剂的基础上加用利尿剂降压效果无协同。但对老年患者，由于肾素-血管紧张素系统（RAS）反应迟钝，多为低肾素型高血压病，对同服二氢吡啶类钙拮抗剂和利尿剂的反应不同于中青年患者，常有协同降压作用，非二氢吡啶类钙拮抗剂如维拉帕米（异搏定）与噻嗪类利尿剂合用有协同降压作用；

(2) β-阻滞剂和硫氮䓬酮：由于两者对心脏收缩及传导有叠加抑制作用，仅适用于无心力衰竭及无房室传导阻滞的高血压病患者，当合并心动过速，但又不宜大量服用β-阻滞剂时，可考虑合用；

(3) β-阻滞剂和血管紧张素转换酶抑制剂（ACEI）可能由于β-阻滞剂抑制肾素，而 ACEI 有阻断 RAS 作用，因此，两者无明显协同降压作用。对合并冠心病、预激综合征、室上性心动过速的高血压病患者仍然可选用。

福辛普利有何不良反应

福辛普利（蒙诺）用于治疗高血压症。福辛普利可单独使用作为初始治疗或与其他抗高血压药物联合使用。福辛普利可与利尿剂合并治疗心力衰竭。在心力衰竭患者，福辛普利可改善症状，提高运动耐受性，减轻心力衰竭的程度，降低因心力衰竭而住院的频率。

最常见的不良反应是：头晕、咳嗽、上呼吸道症状，恶心、呕吐、腹泻和腹痛，心悸、胸痛、皮疹、瘙痒、骨骼肌疼痛、感觉异常、疲劳和味觉障碍。不良反应的发生率和类型在年轻患者和老年患者之间无区别。

开始治疗前及治疗中对肾功能的检测。高危患者（肾功能不全、充血性心力衰竭、肾血管性高血压、水分和盐耗竭）开始治疗时应该在严密的医学监护下进行。对肾功能不全、糖尿病患者和合并应用留钾利尿药、补钾剂和（或）含钾盐制剂的患者均有发展为高钾血症的危险。过量服用应监测血压，如发生低血压，则选择血容量扩张剂予以治疗。福辛普利不能通过透析从体内清除。

吲达帕胺有何药理作用和不良反应

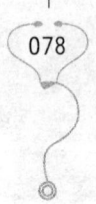

吲达帕胺（寿比山）是一种具有钙离子拮抗作用的类噻嗪口服长效利尿降压药。能够扩张小血管，降低外周血管阻力，降低血压，并有利尿作用。口服后2~3小时起效，作用持续时间达24小时。

吲哒帕胺（钠催离、寿比山、吲哒胺、吲满胺、吲满速尿）的不良反应有：

（1）上腹部不适、恶心、头晕、头痛、失眠、皮疹等不良反应。

（2）脑血管疾病、严重肾衰竭患者、孕妇及哺乳期妇女禁用。

（3）对低血钾患者（醛固酮分泌过高，服洋地黄和轻泻剂患者）应观察血钾；对痛风患者观察血清尿酸。

（4）可与抗凝剂、强心剂、降糖药、镇静催眠药等药物合用，以防失钾。

治疗高血压的药物有哪些种类？分别适用于哪些情况的高血压病症？有哪些不良反应

高血压病的现代治疗药物，目前主要有 6 大类，即利尿剂、β-受体阻滞剂、钙拮抗剂、血管紧张素转换酶抑制剂（ACEI）、血管紧张素Ⅱ受体拮抗剂及 α-肾上腺能阻滞剂。另外，我国也有一些复方制剂及中药制剂在使用。

1. 利尿剂

高盐饮食与高血压有密切关系，利尿剂通过排钠利尿，减少体内循环中钠和水的含量，使血容量下降而降低血压。利尿剂的降压作用温和、无耐药性而且价格低廉，是世界卫生组织最早推荐的一线降压药物之一，常作为基础药物，用于治疗轻度、中度高血压，特别适用于老年人、合并心力衰竭的高血压病患者。

利尿剂根据其不同作用特点可分为噻嗪类、襻利尿剂和保钾利尿剂。噻嗪类有氢氯噻嗪、氯噻嗪、吲达帕胺（商品名钠催离，国产制剂名寿比山）等。襻利尿剂有呋塞米（速尿）、襻利尿酸等。保钾利尿剂有氨苯蝶啶、螺内酯（安体舒通）等。

（1）噻嗪类利尿剂单独用于轻度、中度高血压可获得良好降压疗效。可降低老年高血压的脑卒中并发症。尤适用于盐敏感性高血压、合并心力衰竭需要适当利尿者；

（2）补钾或指导患者食含钾的食物可避免或纠正低血钾的发生；

（3）小剂量氢氯噻嗪（每日 6.25～12.5 mg）不一定对糖代谢、脂代谢及尿酸代谢有不利影响。即使有轻微升高作用，停药后在短期内即可恢复正常。有研究证实：长期临床较大剂量使用噻嗪类利尿剂可有升高血糖、血脂、血尿酸及降低胰岛素敏感性等代谢上的不良反应。因此，在用药过程中应定期监测上述生化指标，当发现少数患者有上述代谢异常时，应及早停药。吲达帕胺作用时间较长，对糖、脂肪代谢无不良影响，一般也不引起低钾血症，是一种较为理想的利尿降压药；

（4）近年来许多长期临床实验观察证实：利尿剂能同时降低脑卒中、冠心病的发生率；

（5）对于中度、重度高血压，可以与其他降压药联合应用，增强降压疗效。例如与血管紧张素转换酶抑制剂（ACEI）联合应用，可以明显增加后者的降压作用。若系猝死的高危对象或有心动过速者，不妨再加用小剂量 β-受体阻滞剂如美托洛尔，即三药联用。总之，利尿降压药只要掌握适当，仍然是治疗高血压较好的第一线药物。

氢氯噻嗪最常用，一般患者每天服用 1~2 次，1 次 12.5~25 mg。它的主要不良反应是可以引起低血钾（正常值为 3.5~5.5 mmol/L），低血钾可以诱发严重心律失常，还可以妨碍利尿剂的降压作用。另外，氢氯噻嗪对血胆固醇、血糖和尿酸代谢、性功能也有不良影响。这些不良反应与剂量有关，低血钾的症状表现在全身或双下肢无力，或者有腹胀的感觉，当发生上述现象，查血钾后，确认低血钾，则可以通过减少剂量或补钾或与氨苯蝶啶、螺内酯（安体舒通）等保钾利尿剂合用以减少低血钾的发生。氢氯噻嗪用于糖尿病性高血压所达到的效益和风险均与剂量呈依赖关系，因此不作首选，该药损害 β 细胞分泌，降低胰岛素敏感性，增加肝糖产生及刺激胰高血糖素分泌，对糖尿病控制不利。现多主张小剂量使用氢氯噻嗪，对糖、脂肪代谢影响较小。

吲达帕胺是一种具有钙拮抗和心脏保护作用的高效、利尿降压药,它的作用时间较长,每日1次2.5mg即可,对糖、脂肪代谢无不良影响,可显著减轻微白蛋白尿,减轻左心室肥厚,降压温和,疗效确切,是一种较为理想的利尿降压药。

保钾利尿剂如氨苯蝶啶的降压作用弱,不宜单独应用,常与氢氯噻嗪合用以减少低血钾的发生,常用剂量每次25～50 mg,每日2次。螺内酯常用剂量12.5～25 mg,每日2次。襻利尿剂的利尿作用最强、最快,也最易引起低血钾,常用于较急的情况或肾功能不良而对其他利尿剂不敏感的患者,很少用于高血压病的慢性治疗。使用利尿剂时应注意上述不良反应的发生,以便及时减量或停药。

2. β-受体阻滞剂

β-受体阻滞剂应用于临床治疗高血压已有30多年历史。β-阻滞剂作为最早被世界卫生组织(WHO)确立的一线降压药,其优越性已被多数大规模试验证实,β-受体阻滞剂降压机制尚未完全阐明,可能通过减慢心率,减少心排血量而降低血压;另外,还可通过抑制肾素释放,阻滞突触前膜β-受体阻滞剂使外周交感神经末梢去甲肾上腺素和肾上腺素释放减少等多种途径降低血压。

现已明确β-受体阻滞剂能降低患者的血压,并能降低心血管事件的发生率和死亡率。对于合并冠心病,心率较快,高循环动力状态的年轻高血压病患者用β-受体阻滞剂可取得较好效果。对曾经有心肌梗死病史者,作为二级预防更有良效;对合并充血性心力衰竭的患者应与强心剂联合应用或慎用。伴有肝功能及中枢神经系统障碍者,选用水溶性较强的β-受体阻滞剂,如阿替洛尔。伴肾功能障碍者选用脂溶性较强的β-受体阻滞剂如美托洛尔。对糖尿病患者可选用心脏选择性较强的β-受体阻滞剂如阿替洛尔、美托洛尔。

由于$β_1$-受体阻滞剂可产生心动过缓、心力衰竭、加重支气管哮喘、引起糖和脂质代谢紊乱等不良反应。因此，伴有支气管哮喘、心力衰竭、严重窦性心动过缓、高度房室传导阻滞和周围血管疾病者，应忌用β-受体阻滞剂。但对心力衰竭伴快速心房颤动或心房扑动、用洋地黄不能控制心率者，可加用小剂量$β_1$-受体阻滞剂，以利于控制心室率。

关于β-受体阻滞剂的选择，依据1999年WHO降压药物治疗原则，比索洛尔应为首选。下面介绍几种目前常用的β-受体阻滞剂。

(1) 美托洛尔：常用剂量为每次12.5～25 mg，每日2次；

(2) 阿替洛尔：常用剂量25～50 mg/次，每日2次，适于轻度至中度高血压患者；

(3) 比索洛尔：可维持24小时降压作用。常用剂量每次5～10 mg，每日1次，可平稳降低血压；

(4) 拉贝洛尔：一般口服剂量每次100～300 mg，每日3次；静脉滴注剂量1～2 mg/kg体重，可迅速降低血压，适于高血压急症的治疗，如急性主动脉夹层、嗜铬细胞瘤、妊娠高血压综合征；

(5) 地来洛尔：为拉贝洛尔的异构体，具有较强的扩张周围血管作用，一般口服剂量每次100～400 mg，每日1次，可维持24小时降压疗效，也可静脉给药。本药对伴有心肌肥厚或心肌缺血者更为合适；

(6) 塞利洛尔：具有高度血管扩张作用，其降压作用与美托洛尔相似，由于具有血管扩张作用，故心输出量与心率

均无明显改变。常用剂量每次200～400 mg,每日1次,对伴有冠心病者更为合适;

(7)卡维地洛口服吸收快,可产生协同降压作用,常用剂量10～20 mg/d,每日1次或分2次口服,可维持24小时降压疗效。对伴有心力衰竭、肾功能不全、糖尿病者降压较为安全。

β-受体阻滞剂治疗高血压病的不良反应具体分为以下几类:

(1)碳水化合物代谢:伴糖尿病患者,由于β-受体阻滞能阻断肌糖原分解、增加糖耐量,故易掩盖低血糖症状致发生严重低血糖,引起的低血糖也不易恢复,有时还可诱发血压明显升高;

(2)脂质代谢:阿替洛尔(氨酰心安)、美托洛尔等,可使三酰甘油增高,高密度脂蛋白降低,对胆固醇一般无影响;

(3)血钾升高:长期服用β-受体阻滞剂,可使血钾轻度升高,运动时明显;

(4)直立性低血压:服用第三代β-受体阻滞剂后可产生直立性低血压;

(5)中枢神经系统:如美托洛尔(倍他乐克),可产生失眠、多梦、幻觉及认知功能减退;

(6)妊娠:长期应用可引起胎儿生长迟缓、心动过缓、低血糖,但仍可应用阿替洛尔、拉贝洛尔等治疗妊娠高血压综合征;

(7)撤停综合征:突然停用β-受体阻滞剂会出现交感神经兴奋的不同表现,如甲状腺功能亢进、心动过速、狂乱、心绞痛发作及心肌梗死等。

3. 钙拮抗剂

3种化学结构完全不同的选择性钙拮抗剂二氢吡啶类

(如：硝苯地平或称心痛定)，苯烷胺类(如：维拉帕米或称异搏定)，苯噻氮䓬类(如：地尔硫䓬)进入临床使用也已达20年。这3类药物基本作用均为抑制钙进入细胞内，仅作用部位有所侧重而不同。

二氢吡啶类选择性作用于血管，抑制钙离子进入血管平滑肌细胞，间接舒张周围血管和降低外周阻力而发挥降压作用，是最常用的治疗高血压药物。苯烷胺类，苯噻氮䓬类对血管选择性差，不引起显著的血压下降，对心脏的窦房结、房室结有抑制作用，易导致房室传导阻滞，并有负性肌力作用，适用于心率增快的高血压患者。

钙拮抗剂降压作用的特点为：

（1）对高血压患者的降压幅度大，正常血压患者对钙拮抗剂的反应不明显；

（2）药物起效迅速、降压平稳、不良反应小，服药顺从性良好；

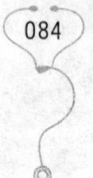

（3）降压同时不降低脑、冠状动脉和肾的血流，突然停药不会引起血压反跳；

（4）对高血压合并冠心病、心力衰竭、周围血管病的也有效；

（5）短期和长期治疗均有效，且长期治疗可使左心室肥厚消退，并防止动脉粥样硬化发生；

（6）新一代的长效钙拮抗剂作用周期长，服药次数少，使用方便；

（7）因不增加心率，故不增加心肌耗氧，不产生体位性低血压；

（8）对代谢无影响：对血脂、血糖和电解质无不良影响。

由于上述特点，钙拮抗剂现已广泛应用于高血压的治疗。尤其适用下列高血压人群,如老年高血压;收缩期高血压;合并高脂血症、肥胖或是电解质紊乱的高血压;合并心、脑、肾血管并发症的高血压;与妊娠有关的高血压等。

目前常用于抗高血压的钙拮抗剂(表1)有:

(1)硝苯地平:是二氢吡啶类钙拮抗剂的代表药,降压作用明显,但不良反应也明显。由于其为短效制剂,尽管每日服用3次,每次10 mg,仍使血压有较大的波动,不主张用于高血压病的长期治疗;

(2)硝苯地平控释片(商品名拜新同):每片含硝苯地平(心痛定)30 mg或60 mg,可在24小时内恒速释放,适于每日服药1次(即30 mg晨间顿服),但不能咬碎;

(3)氨氯地平(商品名络活喜)为新一代二氢吡啶类药,是一种缓释剂,它对血管组织更具有选择性,几乎无负性肌力和负性频率作用,且不影响心肌传导系统,其半衰期为35~50小时,有吸收慢、持续作用时间长的特点,其血管扩张作用是逐渐产生的,故不易出现急性低血压。用量为5 mg每日1次,视临床反应,最大剂量可增至每日1次10 mg;

(4)非洛地平(商品名波依定)是一种对血管有高度选择性、长效而少负性肌力作用、且具轻微利尿排钠作用的钙拮抗剂,常用剂量为每日1次5~10 mg;

(5)拉西地平:有较强血管选择性,其作用于受体部位的浓度远高于血浆浓度,其半衰期为15小时,对轻度、中度、重度高血压的降压效果均佳。作用时间长,常用量为每日1次4~6 mg;

(6)尼卡地平(商品名佩尔地平)有较强血管选择性,对以头昏为主要表现的椎-基底动脉系统缺血尤为有效。常用剂量为每日2次,每次40 mg;

（7）地尔硫䓬缓释片（商品名合贝爽）：常用于伴冠心病心绞痛、或慢性心房颤动、心室率快的高血压患者，每日1～2次，每次90 mg；

（8）维拉帕米缓释片：适宜心率偏快、肥胖超重伴糖代谢障碍的青壮年男性高血压患者，每日240 mg。

表1 钙拮抗剂治疗高血压的选用剂量

药物	商品名	初始量(mg)	最大量(mg)
氨氯地平	络活喜	5 mg 每日1次	10 mg 每日1次
地尔硫䓬	恬尔心	30 mg 每日4次	360 mg 每日3次
地尔硫䓬	恬尔心	60～120 mg 每日2次	360 mg 每日1次
非洛地平	波依定	5 mg 每日1次	10 mg 每日1次
依拉地平	达耐色	2.5 mg 每日2次	20 mg 每日1次
米伯付地尔	波思克	50～100 mg 每日1次	100 mg 每日1次
尼卡地平	卡代耐	20 mg 每日3次	40 mg 每日3次
尼卡地平	卡代耐	30 mg 每日2次	60 mg 每日2次
硝苯地平	心痛定	10 mg 每日3次	30 mg 每日3次
硝苯地平缓释剂	拜新同	30 mg 每日1次	90 mg 每日1次
维拉帕米	异搏定	80 mg 每日3次	360 mg 每日1次
维拉帕米	异博定	180～240 每日1次	高达 480 mg
尼索地平	索拉	20 mg 每日1次	60 mg 每日1次
拉西地平	乐息平	2 mg 每日1次	4 mg 每日1次

不同个体可选用不同的钙拮抗剂。对心率偏慢的高血压可用二氢吡啶类；对心率快、有快速型心律失常的，如无心功能障碍和传导阻滞的高血压可用地尔硫䓬或维拉帕米；对合并脑血管病的高血压多用尼莫地平。

钙拮抗剂的不良反应主要为面部潮红（尤见于短效二氢吡啶类）、头痛、头晕、心悸、便秘和踝部水肿，但这些不良反应易被发现，而且是暂时性的，继续用药这些不良反应可减轻或消失，使用时宜从小剂量开始以减轻其不良反应。

地尔硫䓬和维拉帕米对心肌梗死后无左室功能不全者可减少发病率和死亡率。钙拮抗剂因其具有明显的降压以及其抗心绞痛的作用,而又不妨碍糖及脂代谢,且服药顺从性良好等优点,已上升为治疗轻度、中度高血压的首选用药之一。

4. 血管紧张素转换酶抑制剂(ACEI)

从 20 世纪 80 年代的卡托普利,至今 ACEI 已发展为一个众多的家族,是近 10 年来广泛地应用于临床的一类新型、安全、有效的降压药。

ACEI 通过抑制血管紧张素转换酶,减少血管紧张素 II 的生成而降低血压,其对肾脏的保护不依赖于降血压作用,但肾功能不全需慎用,一般不与保钾利尿剂同用。因此,糖尿病肾病及糖尿病高血压患者经常选用这类药。

该类药降压作用较强,对轻度、中度、重度高血压,老年性高血压均适用,长期应用对血糖、血脂无不良影响。加用利尿剂、β-受体阻滞剂、钙拮抗剂或 α-受体阻滞剂等降压效果更佳。对轻度肾功能不全的高血压患者可改善肾功能,但严重肾功能不全时可使其加重。

目前临床应用和在研制的 ACEI 有近 20 种,都能降压,只是起效时间、最大效果、作用的持续时间等有所不同。除卡托普利(商品名开博通)、匹伏普利为短效制剂外,其余均为长效制剂(表 2)。

表 2　常用血管紧张素转换酶抑制剂

药 物	商品名	用量(mg)	用 法
卡托普利	开博通	12.5	口服,每日 3 次
依那普利	悦宁定、怡那林	10	口服,每日 1 次
苯那普利	洛汀新	10	口服,每日 1 次

续表

药物	商品名	用量(mg)	用法
培哚普利	雅施达	4	口服,每日1次
福辛普利	蒙诺	10	口服,每日1次
西拉普利	抑平舒	2.5	口服,每日1次
雷米普利	瑞泰	2.5	口服,每日1次
赖诺普利	捷赐瑞	10	口服,每日1次

在国内,临床广泛应用 ACEI 制剂及用法用量如上表所示。应用小剂量时,ACEI 的不良反应的发生率很低,剂量过大时,并不会带来更大的降压效果,但不良反应却会随之增加。最常见的不良反应为咳嗽、高血钾、低血压、斑丘疹、白细胞减少、一时性味觉缺失、肌酐和尿素氮暂时性增高、蛋白尿,较少见还有血管神经性水肿。咳嗽为干咳,可能与缓激肽降解有关,一般止咳药物难以控制,需减量或停药。低血压尤易发生于已用利尿剂的严重心力衰竭、严重高血压的病例。对本品过敏者、孕妇、哺乳期妇女以及严重肾功能不全或双侧肾动脉狭窄者忌用。用药时应定期检查血象和肾功能,注意有无血钾的升高。勿与保钾利尿剂合用。

ACEI 与小剂量利尿剂合用,经临床实践证实是一种较好的联用方案,可使 ACEI 剂量减少,疗效提高,不良反应也相对减少。ACEI 也可与钙拮抗剂或 α-受体阻滞剂等合用。

ACEI 具有逆转高血压左心室肥厚,延缓左心室肥厚的发展,减少左心室后壁和心室间隔厚度,同时也在较小程度上缩短左心室的直径,改善心功能是其最为突出的特征,而且比由于血压下降所预料的程度要大。许多研究结果充分说明：ACEI 是最为理想的逆转高血压左心室肥厚的一线降压药物。已有学者证实；ACEI 降低 1mmHg 血压获得的心室重量指数的下降是其他一线降压药物的 2 倍。

保护肾脏、纠正高血压患者的胰岛素抵抗、不影响血脂代谢是 ACEI 的另一重要优势。一个多中心随机化实验证实，ACEI 可以显著减低高血压伴 2 型糖尿病患者发展为严重或终末期肾损害甚至死亡的病例数。ACEI 可降低冠心病患者急性事件的发生率和死亡率，对心力衰竭或心肌梗死后效率系数（EF）降低者可减少心血管病事件的发病率和死亡率。

5. α-受体阻滞剂

近几年被推为第一线降压药物。$α_1$-受体阻滞剂使阻力血管和容量血管都扩张，从而使动脉血压下降。且能降低血胆固醇、三酰甘油，因对前列腺有抑制作用，故可明显改善前列腺肥大患者的排尿困难。适用于有糖或脂代谢异常、前列腺肥大的患者。$α_1$-受体阻滞剂与利尿剂和 β-阻滞剂合用时有协同降压作用，患者能很好耐受。该类药物的不良反应有头痛、头晕、心悸、无力等，但都较轻。其缺点是可出现周围性水肿和体重增加，并且首次给药时可出现体位性低血压。为防止体位性低血压，剂量需小心调整，老年人应用尤需注意。

常用的 $α_1$-受体阻滞剂有：

（1）哌唑嗪：半衰期短，首次服 0.5 mg，睡前服，以免产生首剂现象，常用量 2～20 mg/d，每日 2～4 次；

（2）特拉唑嗪（高特灵）：为长效制剂，首次口服 1 mg，以后 1～8 mg/d，每日 1 次；

（3）多沙唑嗪：为长效制剂，首次口服 1 mg，以后 1～16 mg/d，每日 1 次；

(4) 乌拉地尔（压宁定）：首次口服 25～50 mg，以后 30～90 mg/d，每日 3 次。

α_1-受体阻滞剂与 β-受体阻滞剂、利尿剂不同，对脂质代谢有改善作用，可使血脂不同程度下降，降低总胆固醇和三酰甘油，提高高密度脂蛋白水平，从而使总胆固醇/高密度脂蛋白比值下降，使发生心血管病的危险减少，哌唑嗪可使血三酰甘油降低 16%。这类药不良反应少，可单用或与利尿剂、β-受体阻滞剂联用。但目前尚无长期临床试验，证明此类药物可降低高血压靶器官的损害和死亡率。

6. 血管紧张素 Ⅱ 受体拮抗剂

血管紧张素 Ⅱ 与各种靶器官的细胞膜上的特异性受体结合后产生效应，包括升高血压，在受体水平阻断了血管紧张素 Ⅱ 的心血管效应，降低血压。血管紧张素 Ⅱ 受体拮抗剂与目前其他的一线降压药相比，水肿、乏力等不良反应也很低。血管紧张素 Ⅱ 受体拮抗剂降压显著，尚能逆转左室肥厚，扩张冠状动脉。

该类药主要适用于：

(1) 轻度、中度高血压病；

(2) 对血管紧张素转换酶抑制剂（ACEI）不良反应不能耐受者；

(3) 合并左室肥厚、冠心病、心力衰竭或动脉粥样硬化、血脂异常的高血压患者；

(4) 高血压合并肾脏病变，24 小时尿蛋白＞1 g；

(5) 高血压合并糖尿病或糖耐量减低及有胰岛素抵抗者；

(6) 高血压合并支气管肺疾患。

代表药物有氯沙坦（商品名科素亚）、缬沙坦。对大多数患者，氯沙坦通常起始剂量为 50 mg，每日 1 次，治疗 3～

6周后达到最大抗高血压效应。在部分患者中，每日剂量增加到100 mg，可产生进一步降压作用；缬沙坦常用剂量为80～160 mg，每日1次，降压效果与氯沙坦相当或略强于后者。

血管紧张素Ⅱ受体拮抗剂耐受性好，不良反应轻微而短暂，如头晕、体位性低血压等，尚未发生因药物不良反应而需终止治疗。对孕妇、高血压合并高钾血症或严重肾功能衰竭（血肌酐＞265.2 μmol/L、肾小球滤过率进行性下降）者禁用。

肠溶阿司匹林可用于治疗脑出血后遗症吗

脑出血是脑血管破裂后，血液渗入脑实质引起的临床症状，病情较急，一般较脑血栓、脑梗死严重。常见的原因是高血压、脑动脉硬化等；其次是脑血管畸形、先天性动脉瘤等。脑出血常在活动或情绪激动时发病，一般有跌倒、昏迷、偏瘫、呕吐等症状，不同程度的意识障碍，还可有面肌瘫痪、嘴歪及流口水等。出血部位不同表现不同。

脑血栓是由于动脉粥样硬化、动脉内膜炎以及血液黏稠度高，导致脑血管局部形成血栓，堵塞血管引起的症状。脑血栓形成起病较缓慢，往往在睡眠或休息时发病。部分患者症状起初较轻，以后逐渐加重，甚至有病后2～3天达到高峰的。患者昏迷较少见，一般症状较轻，可有偏瘫及单侧肢体瘫痪，也可能有失语症，有的患者有头或肢体麻木等症状。

脑梗死是血管其他部位的栓子如心脏病的附壁血栓，主动脉、颈动脉等的血栓呈动脉硬化斑块脱落，盆腔及下肢静脉血栓脱落,骨折时脂肪栓子等运行到脑部引起血栓塞时出现的症状,多发生于心脏病患者。该病发病急,常引起失语症及右上肢为主的偏瘫感觉障碍,但很少有昏迷出现。

治疗脑出血常用止血剂疗法。对脑出血患者应尽可能避免搬动,保持安静,防止再出血。目前采用手术治疗脑出血有一定效果。对脑血栓及脑梗死采用扩血管治疗。应用外血管药物可改变局部缺血及促进症状迅速缓解,愈后较好。

经常服用小剂量肠溶阿司匹林对心肌梗死和脑血栓的预防效果是肯定的。据大量流行病学调查资料表明:长期服用阿司匹林组与对照组相比,其心脑血管疾病发病的危险性降低50%以上。但是阿司匹林对于脑出血后遗症的治疗并未有相关的报道,其功能仍以预防为主。

激素类药物
的
合理使用

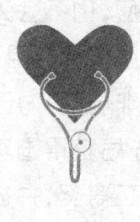

姓名 Name _____ 性别 Sex _____ 年龄 Age _____
住址 Address _____
电话 Tel _____
住院号 Hospitalization Number _____
X 光号 X-ray Number _____
CT 或 MRI 号 CT or MRI Number _____
药物过敏史 History of Drug Allergy _____

服用"息隐"药物流产失败是药物质量有问题吗

药物流产具有优越性。手术流产如果处理不当，有可能造成诸如宫颈损伤、子宫穿孔等机械损伤，而药物流产绝无这种不良反应，也不会人为地影响日后的生育能力。它与前列腺素类序贯合并用于终止停经49日内的妊娠。"息隐"（通用名米非司酮）为国家计生委"七五"重点科研攻关项目成果，曾先后获得国家科技攻关优秀成果奖和国家计生委科技进步二等奖，并被列为中华医学会重点推广工程首项推广药品，其完全流产率可达92%～95%。但心、肝、肾疾病患者、肾上腺皮质功能不全者、青光眼和哮喘患者、过敏体质以及带宫内节育器妊娠者等禁止使用"息隐"引流。对于每日吸烟超过10支或嗜酒者治疗效果不佳。

药物流产有两个不足之处：一是与手术流产相比出血时间较长；二是用药不规范者和极少数对药物不敏感者无法或无法完全排出胚囊和蜕膜，遇此情形，医师将补做清宫术。这不属于药物质量问题。

自己服用雌激素调理行吗

我已50岁，前两个月因潮热，时有出汗症状，去医院就诊，医师给我开了两个月的"补佳乐"。我用了1个疗程停药，近期内又出现上述症状，请问还能继续服用吗？

"补佳乐"的通用名是戊酸雌二醇，是一种补充或替代雌激素分泌不足的药物。适应雌激素缺乏的疾病，如绝经后的更年期症状，或卵巢切除后及非癌性疾病放射后雌激素不足的症状，如潮热、阵发性出汗、睡眠障碍、情绪抑郁、易怒、头痛及头晕；也可缓解膀胱易激；皮肤黏膜（尤其是泌尿生殖道黏膜）退化的表现；预防骨质疏松症等。考虑你去医院检查不久，近期内又有不适症状，可以继续服用。这是属于第二周期服药，请连续服用至21天，中间不要停药。另外，服药时间不要太长，并去医院做些检查（包括乳房、妇科检查等）。一般不主张自己补充服用激素类药物，如果病情需要一般都要在医师的指导下用药，这样比较安全。

糖皮质激素是否能常用

糖皮质激素属于肾上腺皮质激素，临床上应用较为广泛，但它明显具有功过参半的特点。糖皮质激素的代表药物有氢化可的松、地塞米松、泼尼松等。

激素之功在于：对抗过强而有害的炎性反应、抗过敏、抗休克与毒血症、治疗多种自身免疫性疾病、平喘、抗移植排斥反应、治疗肾上腺皮质功能不全（即艾迪生病）、辅助治疗对部分病毒性心肌炎、保护脑实质减轻脑水肿、某些恶性血液病的化疗、参与纠正急性心力衰竭、垂体性昏迷、甲状腺危象、多种神经系统炎性疾病等。

激素之过在于：降低抗感染及抗肿瘤的免疫功能、升高血糖、诱发上消化道出血，长期使用会因水钠潴留而致高血压、骨质疏松、胎儿畸形缺陷及流产、早产的发生。此外，皮肤上不适当地搽用激素类制剂会引发或加重皮肤的各种感染。

较长时间给予较大剂量的糖皮质激素会引起糖、蛋白质、脂肪及水电解质等一系列物质代谢紊乱,会破坏机体的防卫系统和抑制免疫反应能力,会严重抑制下丘脑-垂体-肾上腺轴,因而可引起一系列严重的不良反应和并发症,有些并发症可以直接威胁到患者生命。

糖皮质激素的罕见不良反应是:

(1) 心绞痛:激素所致心绞痛的机制可能是由于激素快速进入人体内引起去甲肾上腺素和肾上腺素分泌过多,兴奋α-受体,导致血管收缩,冠状动脉阻力增加,发生心肌缺血。

(2) 急性胰腺炎:激素能增加胰腺分泌和胰液黏稠度,导致微细胰管阻塞,胰腺泡扩大及胰酶溢出,同时激素可导致高脂血症及全身感染等因素而引起急性胰腺炎。

(3) 类固醇肌病:大量使用激素可导致蛋白异化亢进、肌肉萎缩和纤维化,出现对称性肌张力低下,主要是下肢近端肌肉的严重受侵,难以蹲位站起是其特征。

(4) 股骨头缺血性坏死:长期使用激素引起脂肪肝及高脂血症,来源于中性脂肪的栓子易黏附于血管壁上,阻塞软骨下的骨终末动脉,使血管栓塞造成股骨头无菌性缺血坏死。

(5) 肺动脉栓塞:激素具有抑制纤维蛋白溶解和使红细胞、血小板增多之作用,从而增加凝血因子。因此,长期使用激素,在治疗中一旦出现气急、咯血或休克者,应高度警惕肺动脉栓塞的发生。

(6) 精神异常:激素可增强多巴胺-β羟化酶及苯乙醇-N-甲基转换酶的活性,增加去甲肾上腺素、肾上腺素的合成,去甲肾上腺素能抑制色氨酸羟化酶活性,降低中枢神经系统5-羟色胺浓度,扰乱两者递质的平衡,出现情绪及行为异常。

(7) 胆道出血：长期使用激素可诱发动脉硬化，使血管内膜肿胀及增生，上皮细胞脂质沉着，弹性组织破碎产生血管脆弱症及坏死性血管炎。因此，长期使用激素者，一旦出现右上腹痛、黄疸及黑便，应警惕有胆道出血的可能。

妇女使用糖皮质激素不要忘记保护骨骼，使用糖皮质激素第一年内的骨质丢失达10%。

(8) 类库欣综合征：长期应用超生理剂量糖皮质激素，可引起和类库欣综合征相似的临床表现。一般应用泼尼松每日20 mg以上，持续时间在1个月以上，类库欣综合征表现即可陆续出现，如向心性肥胖、多毛、皮肤变薄、肌萎缩、骨质疏松、月经紊乱或阳痿、精神症状、类固醇性糖尿病等。

(9) 糖尿病：糖皮质激素有促进糖原异生，降低组织对葡萄糖的利用，抑制肾小管对葡萄糖的重吸收作用，因而长期应用超生理剂量糖皮质激素者，或多或少会引起糖代谢的紊乱，约半数患者会出现糖尿病或糖耐量受损。这里有两种情况：一种是患者本身有糖尿病的遗传倾向，在应用糖皮质激素后很快表现出来了；另一种本身无遗传倾向，应用糖皮质激素后出现了糖尿病。后者称为类固醇性糖尿病。这类糖尿病对降糖药物不太敏感，所以应在控制原发病的基础上，尽量减少糖皮质激素的用量，最好停药。如不能停药，应酌情给予口服降糖药或注射胰岛素治疗。

(10) 肌萎缩或骨质疏松：糖皮质激素使蛋白质分解代谢加速，合成代谢减慢，出现明显的负氮平衡，表现为肌无力、肌萎缩、皮肤薄、伤口不易愈合、骨质疏松。骨质疏松的原因很复杂，除蛋白质代谢紊乱外，糖皮质激素还能减少小肠对Ca^{2+}的吸收，干扰骨形成，增加骨吸收，继发地刺激甲状旁腺激素(PTH)分泌。在儿童、绝经期妇女、低钙摄入或

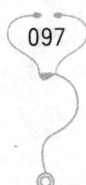

长期卧床的患者骨质疏松更为严重。此外,还会引起骨无菌性坏死,好发部位为一侧或双侧股骨头,其次为股骨髁或胫骨髁,都是负重和活动较多的骨端。常累及关节,形成骨关节炎,称为糖皮质激素性关节病。

(11) 诱发或加重感染:长期应用糖皮质激素,可减弱机体防御疾病的能力,有利于细菌及其他致病体的生长、繁殖和扩散,可诱发新的感染或体内潜伏的感染病灶活动起来,甚至波及全身,以年迈体弱者尤甚。我们在用生理剂量对艾迪生患者替代治疗过程中,曾发现原有结核灶活动或出现新的结核灶(如骨结核)。长期应用较大剂量糖皮质激素后出现全身性严重感染,包括严重的深部真菌感染、铜绿假单胞菌感染的病例不少见。用药过程中出现皮肤、口腔、肠道、胆道、泌尿道感染,并发展为细菌性或真菌性败血症者也不少见。这类感染常常症状较隐匿,临床表现较轻,但后果极其严重,作为临床医师,应密切注意观察,切不可掉以轻心。

(12) 诱发和加重溃疡病:长期用糖皮质激素可诱发胃、十二指肠溃疡,其特点为多个溃疡的出血、穿孔的发生率较高,发生在胃窦部者多见,在十二指肠者较少。激素引起的溃疡病,多具隐匿性,症状缺或轻微,易被忽视。糖皮质激素诱发溃疡病的机制可能与抑制胃黏液的分泌、从而降低胃黏膜的保护作用有关,使胃黏膜受到胃酸的侵蚀。如果在口服糖皮质激素同时服用阿司匹林,则更易诱发溃疡。泼尼松剂量减至每日 20 mg 以下,诱发溃疡病的可能性大大减少。

(13) 诱发精神症状:应用糖皮质激素的患者,普遍有一种欣快感,易兴奋、失眠、情绪不稳定,少数会出现严重的精神症状,包括幻觉、精神错乱。有精神病者或精神病家族史者更易。用药数天即可有严重精神症状,停药后可消失。

(14) 下丘脑—垂体—肾上腺轴的抑制:较大的单剂量的糖皮质激素即可引起下丘脑—垂体—肾上腺轴的抑制,但数小时内即可恢复。如用泼尼松每日 20 mg 1 周,则抑制明显,并持续 1~2 周才能恢复。每日应用糖皮质激素治疗 1 年以上者,停药后下丘脑—垂体—肾上腺轴的恢复约需半年到 1 年时间。由于下丘脑—垂体—肾上腺轴的严重抑制,使激素减量发生困难,并在停药后如遇应激,很容易出现肾上腺危象。为避免下丘脑—垂体—肾上腺轴的严重抑制,应尽量采用隔日给药法。事实证明,隔日给药者下丘脑—垂体—肾上腺轴的抑制明显减轻,并易于恢复。

糖皮质激素停药前后有什么不良反应

(1) 撤药综合征:在撤药过程中,患者常诉严重乏力、关节肌肉酸痛、情绪低沉、不思饮食,甚至恶心、呕吐。这不一定是患者体内肾上腺皮质激素水平过低,而常常与患者对激素从高水平降至低水平不能适应有关。如出现此种情况,可加大激素用量,待症状消失后再逐渐减量。

(2) 反跳现象:由于过快停药或减量太快,引起原有疾病病情加剧恶化。此时应加大糖皮质激素用量,其量应大于上次减量前的剂量,并加用非类固醇药物(如布洛芬、吲哚美辛、雷公藤等)。待病情控制后再慢慢减量,速度要比前减慢。

(3) 肾上腺危象:如前已提及,患者下丘脑-垂体-肾上腺轴常有明显抑制,在停用外源性糖皮质激素后患者肾上腺皮质功能实际上是低的,遇到不大的应激都有可能诱发危象。如有危象出现,应予积极处理。

如何早期发现糖皮质激素引起的股骨头坏死

糖皮质激素导致股骨头坏死,多数患者于使用激素后数月至2年内发病,由于股骨头坏死早期症状较少甚至无任何症状,因此,对于有激素使用史即使无临床症状的患者,也不要麻痹。如出现髋部或膝关节内侧疼痛,更应及时到专科就诊。

疼痛常常是股骨头坏死最早的临床症状,通常是慢性隐痛,但疼痛症状并非长期持续,经休息或减少活动,症状往往减轻或自行消失。有些患者仅在髋部、臀部及大腿后侧感牵掣不适。常常易被无经验的医师误诊为"风湿"、"腰椎间盘突出症"等病。因此,凡有激素用药史而出现髋关节疼痛的患者,建议减少双髋关节负重活动,停止一切剧烈运动,并迅速到髋关节专科诊治。

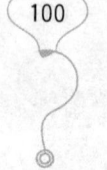

突停雌激素会贻害健康吗

近年来,绝经期前后的女性,为防治更年期综合征和骨质疏松,应用雌激素替代疗法的越来越多。随着该药的广泛应用,其并发症也日渐增多。除体内激素失调综合征、子宫内膜增生出血之外,由于突然停用雌激素而引起突发心脏病者也屡屡发生。国外有报道,107例有胸痛症状的妇女,其中多数人雌激素水平低于25 μg/ml以下(绝经后水平),最初未被医师诊断出来,曾用硝酸甘油、β-受体阻滞剂、钙通道阻滞剂等心血管病药治疗无效,后服用雌激素,症状很快缓解了。目前已知雌激素可起扳机作用,使机体释放精氨酸,转而释放扩张血管的一氧化氮。当雌激素水平突然下降时,血管便会收缩,以致引发心血管危象。因此,凡长期服用雌激素的人,绝不可突然停药。需要停药时,应逐渐减量后停用。

促蛋白合成类固醇的潜在不良反应是什么

(1) 内分泌:在男性引起睾丸萎缩、精子减少,女性型乳房;在女性引起多毛、男性化。

(2) 肌肉骨骼:骨骺闭合过早。

(3) 皮肤方面:痤疮、脱发、暂时毛发稀少。

(4) 肝脏:胆汁排泄功能损害引起的阻塞性黄疸,肝功能试验指标异常,肝炎性紫癜(肝炎的一种类型,在肝小叶有血液淤积),良性和恶性肿瘤。

(5) 心血管:高血压,高密度脂蛋白减少,低密度脂蛋白增加。

(6) 心理:攻击行为,心境时好时坏,性欲增强。

服避孕药阴道出血怎么办

避孕药主要成分为人工合成的类固醇激素、雌激素和孕激素。服避孕药期间,发生阴道不规则出血,在医学上称之为"突破性出血"。引起的原因:一是漏服或未按规定服避孕药,使激素的含量不能保持在正常水平,以致子宫内膜发生脱落而引起阴道出血;二是避孕药片质量受损、开裂,使药物剂量不够,不足以维持子宫内膜正常状态而引起阴道出血;三是个体差异,如服避孕药后有的妇女体内不能立即适应而引起阴道出血。

不同原因引起的阴道出血,需区别处理。

(1) 正确掌握避孕药的服药方法,按时服药,保管好药片,药片受潮、磨损、开裂的不可再服用。

(2) 由于个体差异,服避孕药后体内激素水平不平衡而引起阴道出血,不要因害怕而自行停药,要继续坚持服药,不然会出血更多。

(3) 如果出血发生在月经的前半周期(1～14天),可从出血之日起,每天加服炔雌醇1～2片,与原避孕药同服到第22天停药。如果出血发生在月经的后半周期(14～28天),可从出血之日起,每天加服短效口服药半片至1片,与原避孕药同服到第22天停药。

如果阴道出血期已接近月经期,即发生在服最后几片避孕药时;或出血多,又自行停药,则把这时出血作为1次月经来潮,按来1次月经处理,待月经的第5天开始口服下1个周期的避孕药。如果采用加服炔雌醇来防止阴道出血,一般要连续加服3个月经周期,然后停止加服。

如果停止加服后又出血,还可同法加服炔雌醇。若不想再加服,则可调换药品,即原来口服短效避孕药1号发生阴道出血者,可改服2号或0号,原来口服短效避孕药2号或0号发生阴道出血者,可改服1号,但必须服完1个周期即22天的药后,方可调换改服另一种避孕药。

哪些妇女应慎用或禁用药物流产

1. 慎用者

(1) 早期妊娠大于7周;

(2) 年龄大于 40 岁;

(3) 过敏体质;

(4) 轻度贫血(血红蛋白 95~110 g/L);

(5) 吸烟每日少于 10 支;

(6) 带宫内节育器妊娠。

2．禁用者

(1) 米非司酮禁忌证：肾上腺皮质疾患、糖尿病等疾患,肝、肾功能异常,妊娠期有皮肤瘙痒史,血液疾病和血管栓塞病史,与类固醇激素有关的肿瘤。

(2) 前列腺素禁忌证：心血管系统疾病,如二尖瓣狭窄、高血压、低血压(≤80/50 mmHg)、青光眼、胃肠功能紊乱、哮喘、癫痫等;

(3) 宫外孕或可疑宫外孕;

(4) 贫血(血红蛋白<95 g/L);

(5) 妊娠剧吐;

(6) 长期服用下列药物：利福平、异烟肼、抗癫痫药、抗抑郁药、西咪替丁、前列腺素生物合成抑制药[阿司匹林、吲哚美辛(消炎痛)等]、巴比妥类药物;

(7) 每天吸烟超过 10 支或嗜酒;

(8) 对象居住地如离医疗单位远,不能及时就诊随访者。

脑白金任何年龄的人都能用吗

脑白金的主要成分是褪黑素或称褪黑激素、松果体素(Melatonin),是大脑松果体分泌的。它广泛存在丁原核生物、单细胞生物、真菌、植物、无脊椎动物和脊椎动物中。具有改善睡眠的作用。一般老年人内源性褪黑素的分泌逐渐减少,使用后可改善睡眠质量。但要慎重,如果失眠是由褪黑素分泌不足造成的,服用会有作用,否则不仅无效,甚至可能是有害的。因为长期补充会抑制自身分泌,造成松果体萎缩。现在有些青少年也盲目用来助眠,可能会影响正常生长发育。褪黑素属于保健品,与药品不同,不具有治疗作用,它只能对一些人改善睡眠起辅助作用。

口服避孕药经多长时间能完全排出体外

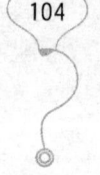

口服避孕药为激素类避孕药,其作用比天然性激素强若干倍。如1号短效避孕药含炔雌醇与炔诺酮,而炔雌醇的生理功能是人体内产生的雌激素乙烯雌酚的10~20倍。炔诺酮的生理功能是人体内产生的孕激素黄体酮的4~8倍。另外,口服避孕药的吸收代谢时间较长。口服避孕药经肠道进入体内,在肝脏代谢储存。体内残留的避孕药在停药后需经6个月才能完全排出体外。停药后的6个月内,体内药物浓度已不能产生避孕作用,但如果停了避孕药就怀孕,对胎儿仍有不良影响,将会造成下一代的某些缺陷。

非那雄胺的药理作用是什么

非那雄胺(保列治)为内服药。体内雄性激素的水平过高会严重地影响到毛发的生长,其中双氢睾酮(DHT)的影响非常重要,当DHT在血浆中水平升高,可使头部毛囊萎缩,毛发生长期缩短,导致毛发脱落。非那雄胺可有效抑制血液中DHT的生成,防止头皮毛囊变小,逆转脱发过程。

非那雄胺是一种合成的类固醇化合物,它是雄激素睾酮代谢成为双氢睾酮过程中的细胞内酶Ⅱ型5α-还原酶的特异性抑制剂。非那雄胺对雄激素受体没有亲合力,也没有雄激素样、抗雄激素样、雌激素样、抗雌激素样或促孕作用。对该酶的抑制能阻碍外周组织中睾酮向雄激素双氢睾酮的转化,可使血液循环中睾酮的水平升高10%~15%,但仍在生理范围内。非那雄胺能使血清中双氢睾酮浓度迅速下降,在给药24小时内使之显著减少。

毛囊内含有Ⅱ型5α-还原酶,在男性秃发患者的秃发区头皮内毛囊变少,并且双氢睾酮增加。给予非那雄胺可使这些患者头皮及血清中的双氢睾酮浓度下降。先天性缺乏Ⅱ型5α-还原酶的男子不会患男性秃发。这些资料以及临床研究的结果证实非那雄胺能抑制头皮毛囊变小,逆转脱发过程。

缩宫素使用时应注意些什么? 它能用于催乳吗

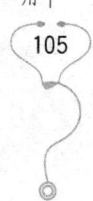

缩宫素是脑垂体后叶激素的一种主要成分。可用于催乳,在喂奶前2~3分钟用滴鼻液滴鼻每次3滴,滴入一侧或两侧鼻孔内。

注意事项:用于催产时必须指征明确,以免产妇和胎儿发生危险。用于引产或加强宫缩,必须稀释后作静脉滴注,不可肌注。静滴时出现胎儿心率明显减慢,则表示子宫胎盘储备不足,应结束分娩。分娩时明显的头盆不称、脐带先露或脱垂、完全性前置胎盘、前置血管、胎儿窘迫、宫缩过强及需要立即手术的产科急症者禁用。用高渗盐水中止妊娠的流产、胎盘早剥、心脏病、临界性头盆不称、严重的妊娠高血压综合征、多胎经产、子宫过大、曾有宫腔内感染史、子宫或宫颈曾经手术治疗、宫颈癌、部分性前置胎盘、早产、胎头未衔接、胎位或胎儿的先露部位不正常及孕妇年龄已超过35岁者慎用。

达那唑有哪些药理作用和不良反应

达那唑为弱雄激素,兼有蛋白同化作用和抗孕激素作用,但无孕激素和雌激素活性。其作用于下丘脑-垂体-卵巢轴,能抑制促性腺激素的分泌和释放,并作用于卵巢影响性激素的合成,使体内雌激素水平下降,抑制子宫内膜及异位子宫内膜组织生长,使其失活萎缩。

主要用于治疗子宫内膜异位症,也用于纤维性乳腺炎、男性乳房发育、乳房胀痛、痛经、腹痛、性早熟、自发性血小板减少性紫癜、血友病和克里斯马斯(Christmas)病(B型血友病)、遗传性血管性水肿、系统性红斑狼疮等。

不良反应主要有体重增加、水肿、多毛、声粗、痤疮、头痛、肝功能障碍、焦虑等。多数妇女发生闭经,少数有不规则阴道出血。对青春期性早熟患者能使月经停止、乳房发育退化。严重心、肾、肝功能不全,癫痫患者、孕妇及哺乳期妇女禁用。

用药时需注意:① 用药期间应定期检查肝功能。② 治疗期间,乳腺结节仍然存在或扩展,要考虑癌的可能。③ 对不明原因的男性乳房发育,在手术前可考虑先用本品治疗。④ 仅限于对其他药物治疗性早熟无效的重度患者使用。

如何比较达英-35和妈富隆的作用效果

达英-35（复方醋酸环丙孕酮片）所含的成分醋酸环丙孕酮能抑制女性机体所产生的雄激素的影响，从而可能治疗雄激素产生过多或对雄激素特殊敏感所致的疾病。

服用达英-35可以有效地抑制对痤疮和皮脂溢起重要作用的皮脂腺的分泌功能。这样，通常在治疗3~4个月后，可使已有的痤疮、皮疹痊愈。头发与皮肤的过量油脂一般消退较早。常常伴随皮脂溢的脱发可能减轻。有轻型多毛症，特别是面部汗毛较重的育龄妇女，为使用复方醋酸环丙孕酮片治疗的适应证；但常需在治疗后数月才见效。

除了上述的抗雄激素作用外，醋酸环丙孕酮还有明显的孕激素作用。单独给予醋酸环丙孕酮可导致月经周期紊乱，而加入了炔雌醇的达英-35则可避免这种情况。只要按照说明书周期服用药物即可。因为达英-35中含有两种活性成分，所以它具有复方口服避孕药的特性。达英-35服用期间，不发生排卵，因而可以防止妊娠。所以，达英-35可作为避孕药使用。

对于有多囊卵巢综合征妇女的治疗，达英-35减轻雄激素化体征，使内分泌参数正常，减少囊肿形成和卵巢体积，并帮助恢复规律月经。

妊娠是达英-35的使用禁忌证。此外，必须记住性激素能促进某些激素依赖性组织与肿瘤的生长。

妈富隆（去氧孕烯炔雌醇片）是一种强效排卵抑制剂，而且使宫颈黏液发生变化，阻止精子进入子宫。妈富隆除避孕效果非常可靠外，还有如下优点：与以往口服避孕药不同的是,妈富隆内含独特的现代高选择性孕激素——去氧孕烯(地索高诺酮),具有强大的孕激素活性而几乎无雄激素活性,这就使妈富隆不但避孕效果非常可靠,而且几乎无传统避孕药雄激素活性引起的诸如体重增加、痤疮增多、皮脂溢性皮炎和多毛症等不良反应;口服避孕药常有的恶心、胸痛、乳房胀痛等不良反应,妈富隆的发生率也很低;停服妈富隆1个月后就可计划妊娠,而不需像传统口服避孕药那样等待3~6个月。

达英-35所含激素的剂量是35μg,从激素剂量来讲是偏高的。达英-35是德国的药物,在国内注册了口服避孕药,在德国其实不是用来避孕的,专家也认为,如果长期避孕的话,它的剂量有点儿偏大。它对人体的不良反应也要比妈富隆高一些。

紧急避孕药有哪些危害

紧急避孕作为一种避孕失败后的补救措施,适用于同房时没有采取避孕措施或避孕套破损、滑脱以及体外排精失败、妇女受到意外伤害等情形。在同房后72小时之内服用紧急避孕药,能有效地阻止意外妊娠,使妇女免受流产之苦。关于紧急避孕药物,还有几点需要注意:

首先,药物紧急避孕只能对本次无保护性生活起作用,且一个月经周期中只能服药1次,本周期服药后性生活仍应采取其他可靠的避孕措施。

其次,紧急避孕只是一种临时性补救办法,绝对不能作为常规避孕方法反复使用。

再次,紧急避孕失败而妊娠者,新生儿畸形发生率高,必须终止妊娠。

紧急避孕要在医师指导下进行。不应把希望全部寄于紧急避孕药,超量及频繁使用会给身体带来损害。紧急避孕药实际上也是一种激素,可以在短时间内使宫颈黏液变稠,阻碍精子和卵子结合,也能使受精卵难以着床。紧急避孕药对生殖系统的这种刺激是短且强的,如果频繁使用,就容易造成体内激素水平紊乱,甚至影响将来的生育。在多数的紧急避孕药说明书上,很明确地指出1个月内只能使用1次紧急避孕药,新婚夫妇应该遵照说明书用药,目前使用的紧急避孕药有"息隐"及"毓婷",其不良反应常见恶心、呕吐、眩晕、腹下区痛和乏力,偶见一过性肝功能异常和皮疹。

至于吃避孕药后会使内分泌失调的说法,一般指是月经失调,有的出现经量明显减少或闭经,停药后月经会恢复正常。脸上长斑,肤色变暗,也就是面部色素沉着,这是服避孕药时间较长脸颊部可能出现像怀孕时那样的蝴蝶斑,这是雌激素引起的色素沉着。妊娠期已有色素沉着的人用避孕药后容易发生,并且与日光照射有关。避免面部色素沉着,可以在饮食中增加一些富含维生素C的新鲜蔬菜和水果,如番茄、橙子、猕猴桃等;避免强光照射,出外时涂抹防晒霜;有色素沉着倾向的人,可选用雌激素含量比较低的避孕药,比如单纯孕激素制剂。另外还有体重增加,主要是避孕药物中某些成分可以引起体重增加。雄激素可以引起食欲亢进或痤疮等,尤其是在服用口服避孕药的前3个月内;雌激素水平升高引起水、钠潴留,因此导致月经后半个周期体重增加;孕激素促进合成代谢,导致体重增加。值得一提的是,体重增加的发生率仅为15%左右。建议根据不同的情况予以分别处理:食欲亢进、出现痤疮者,可以适当节食并更换17-羟孕酮类制剂如避孕药2号;月经后半期体重增加者,则要减少食盐的摄入;短期内体重增加过多,应停药。

关于乳腺癌与口服避孕药的关系已进行过许多研究,大多数结果表明口服避孕药与乳腺癌无关联,但有研究认为,乳腺癌发生危险因素有口服避孕药,因此,迄今为止口服避孕药与乳腺癌的关系仍是一个十分令人关注的问题。宫颈癌也是如此。

含激素类药物有哪些

常用的激素药物主要为雌激素、孕激素和雄激素,另外还有生长激素和肾上腺皮质激素等。

(1) 雌激素:卵巢分泌的雌激素主要是雌二醇。从孕妇尿提出的雌酮和雌三醇等,多为雌二醇的代谢产物。雌二醇是传统的雌激素类药物,近年来以雌二醇为母体,人工合成许多高效的衍生物,如炔雌醇、炔雌醚及戊酸雌二醇等。此外,也曾合成一些结构较简单的具有雌激素样作用的制剂,如己烯雌酚(乙菧酚),它虽非类固醇,但据其立体结构也可将它看作为断裂的类固醇结构。

(2) 孕激素:孕激素主要由卵巢黄体分泌,妊娠3~4个月后,黄体逐渐萎缩而由胎盘分泌代之,直至分娩。在近排卵期的卵巢及肾上腺皮质中也有一定量的孕激素产生。自黄体分离出的天然孕激素为黄体酮(孕酮)含量很低。临床应用的是人工合成品及其衍生物。

孕激素类按化学结构可分为两大类:① 17α-羟孕酮类:从黄体酮衍生而得。如醋酸甲羟孕酮(醋酸甲孕酮、安宫黄体酮)、甲地孕酮、氯地孕酮和羟孕酮已酸酯。② 19-去甲睾丸酮类:从妊娠素衍生而得。如炔诺酮、双醋炔诺醇、炔诺孕酮(18甲基炔诺酮、甲基炔诺酮)等。

(3)雄激素：天然雄激素(androgens)主要是睾丸间质细胞分泌的睾酮(睾丸素)。临床应用的主要是睾酮的衍生物,常用的有甲睾酮(甲基睾丸素)、丙酸睾酮(丙酸睾丸素)和苯乙酸睾酮(苯乙酸睾丸素)。

(4)生长激素类：顾名思义用于动植物的生长及人体增高等。

(5)肾上腺皮质激素：包括氢化可的松、泼尼松龙(强的松龙)、地塞米松等。

具体药物：

(1)雌激素、孕激素和避孕药：雌激素有雌二醇、戊酸雌二醇、苯甲酸雌二醇、炔雌醇、炔雌醚、己烯雌酚、氯烯雌酚醚(泰舒)、他莫昔芬(三苯氧胺)。

孕激素有黄体酮、安宫黄体酮、炔诺酮、炔诺孕酮、醋酸甲地孕酮、达那唑。

避孕药有短效口服避孕药、长效口服避孕药、探亲避孕药。

(2)雄激素：甲睾酮(甲基睾丸素),丙酸睾酮、庚酸睾酮、十一酸睾酮。

(3)肾上腺皮质激素：氢化可的松、醋酸可的松、泼尼松龙、泼尼松、甲泼尼龙(甲基强的松龙)、地塞米松,倍他米松、曲安西龙(去炎松)、醋酸氟氢可的松。

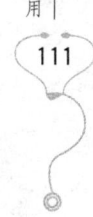

中药
的
合理使用

姓名 Name _____ 性别 Sex _____ 年龄 Age _____
住址 Address _____
电话 Tel _____
住院号 Hospitalization Number _____
X 光号 X-ray Number _____
CT 或 MRI 号 CT or MRI Number _____
药物过敏史 History of Drug Allergy _____

服中药有哪些禁忌

祖国医学长期积累起来的经验证明，注意在服药期间饮食禁忌，为的是防止药物受到影响减弱疗效；或者避免抵消药物的功能，此外，还可避免产生某些不良作用。

（1）服中药时，宜少吃豆类、肉类、油腻、生冷及一些不易消化的食物，以免增加患者的消化负担。平时小孩、老人由于脾胃功能弱、消化功能差，在服中药期间更应少吃这些食物。

（2）在服用治感冒的中药时，不宜吃生冷及酸性食物，因为它们有收敛作用，会影响药物解表发汗。

（3）在服用清热退热的中药时，要禁用酒类、肉类、鱼类和辛辣食物。因为酒类及辛辣食物性热，而鱼、肉类则油腻滞生热生痰的作用，一旦食后会使病情加重。

（4）服用温补类中药时，忌吃绿豆、萝卜，不饮茶，因为绿豆、萝卜、茶皆为凉性，能降低药物温补的作用。

甘草及其制剂有哪些不良反应

甘草是临床最常用的中草药之一，系豆科植物甘草的根及根状茎，其主要有效成分为甘草甜素、甘草次酸及黄酮类化合物，具有肾上腺皮质激素样作用，有抗菌、抗病毒、抗溃疡、保肝、镇咳祛痰及解毒等药理作用。甘草及其制剂在临床上广泛而有效地应用于肝脏疾患、胃及十二指肠溃疡、艾迪生病、咳喘、慢性皮肤病及食物中毒等的治疗。近年来，临床上应用较广泛的甘草制剂有复方甘草片、复方甘草合剂、甘草甜素片、甘草甜素注射液及甘草酸单铵（商品名强力宁)。随着药理研究的深入,人们对甘草及其制剂的作用认识越来越多,但对其引起的不良反应则尚未给予足够重视。

(1) 变态(过敏)反应:主要表现为过敏性皮肤反应及过敏性休克。常见过敏性皮肤反应的症状为全身皮肤瘙痒、脸部肿胀、颜面部皮肤风团样皮疹,有的伴随有头晕、耳鸣、胸闷、恶心、呕吐等。

(2) 醛固酮增多症:其临床表现为全身乏力、四肢麻木(或麻痹)、不能站立行走,头痛、胸闷、血压升高,水肿、腹胀、尿多口干,血钾明显降低;严重者可出现软瘫、肌肉溶解、肾功能衰竭;更甚者出现严重的心律紊乱、呼吸困难。低血钾、高血压、水肿、低醛固酮是此症的主要特征。

(3) 神经、精神系统不良反应:主要表现为兴奋、无故发笑、不能自主,系甘草的糖皮质激素样作用兴奋中枢神经所致。

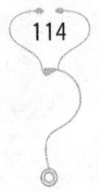

(4) 内分泌系统不良反应:甘草及其制剂可引起内分泌功能紊乱、失调,主要表现为泌乳及糖皮质激素样作用所致不良反应。

(5) 其他:甘草及其制剂还可诱发肝性腹腔积液及肝昏迷,长期大剂量服用还可引起心动过速、持续性呃逆、黑毛舌等特殊症状。

综上所述,甘草及其制剂可引起多系统不良反应,长期大量服用可导致严重后果。由于甘草具有补脾益气、清热解毒、祛痰止咳、调和诸药等多种功效,故在临床得到广泛应用。随着人们对甘草药理作用研究的深入,新的甘草制剂不断出现,因此更要求临床医师了解其不良反应。在应用甘草及其制剂时应注意以下几点:① 严格掌握适应证,不可滥用。对高血压、糖尿病、精神病、心力衰竭患者以及某些心肾疾病患者禁用,避免加重病情。②严格掌握剂量,依病情的变化及个体差异而定,禁止超剂量应用。③有过敏史者在应用时,应严密观察。④需要长期应用甘草及其制剂时,应嘱患者定期进行必要的检查,在医师指导下用药,以确保用药安全、有效。

凉茶也是药吗

近来有一些人对凉茶的认识有误区,他们不论哪里不舒服均归咎于湿热,认为凉茶能包医百病,无病服之能防病,甚至把凉茶作为日常生活中必不可少的保健药。其实,这种做法是不科学的。

广东常用的凉茶如王老吉、夏桑菊、五花茶,都是由味苦性寒之药物组成。它们适用于伤风感冒、发热头痛、咽喉肿痛、口干口苦、唇红眼红、腹部隐痛、大便秘结或溏而不爽、小便黄赤、舌红苔薄黄或黄腻、脉浮滑数而有力等外感风热、湿热积滞之证。其中王老吉药性最为寒凉,夏桑菊、五花茶相对平和一些。小儿七星茶由味甘淡性寒之药物组成,它适用于小儿发热感冒、烦躁咬牙、食滞纳呆、便干尿黄、舌红苔薄或黄、指纹紫、脉浮数等证,它比上述凉茶药性平和。患者在出现上述症状时可以服用,在非常湿热的季节里,若无上述症状也可服用,能起防病作用。尤其是体质强壮、素来火旺湿盛、经常咽喉肿痛、大便干结、舌红苔黄腻者,不妨经常服用。但凉茶毕竟是药,要注意因人制宜,不能滥服,更不能作为保健药长期服用。

若体质素来虚弱者和婴幼儿,不分青红皂白地长期用药性苦寒的凉茶,则易损伤人体阳气和脾胃,导致出现神疲体倦、面色㿠白、多汗易感冒、纳差便溏、舌淡苔薄或剥、脉弱无力等脾肺气虚等证候；尤其是婴幼儿，脏腑娇嫩、形气未充、血少气弱，若长期服用凉茶，攻伐不止，会损伤小儿正气，反而影响小儿健康成长。小儿虽易生病，但其脏气清灵，充满生机，有病亦易于康复。有的儿童易感冒咳喘，1个月甚至发病 3～4 次，其中不少病例是由于婴幼儿期间过量服用药性苦寒之凉茶损伤脾肺之气所致。为此告诫人们，凉茶服用也有忌。

为什么咳嗽不可乱服川贝糖浆

川贝是止咳化痰的良药。但是，为什么有些人咳嗽服后甚至咳得更厉害呢？中医学认为，"五脏六腑皆令人咳，非独肺也"。可见咳嗽的原因复杂，不是川贝母一味药通治的。

川贝母性味苦甘，微寒，有止咳化痰、清热散结、润肺的功能。多用于肺热咳嗽或阴虚内热的久咳。若寒性咳嗽服用就如"雪上加霜"，适得其反。

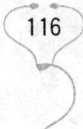

常见的含川贝止咳药有以下几种：

（1）川贝末：功用和川贝母相同。

（2）蛇胆川贝：由川贝配合蛇胆汁组成，蛇胆能祛风除痰，行气祛湿，性偏凉，适用于风热咳嗽。

（3）陈皮川贝：由川贝末配合陈皮组成。陈皮性味苦，辛温，能理气兼健胃，燥湿祛痰，故咳而痰多者用之为宜。

（4）复方蛇胆川贝：由川贝、蛇胆汁、七叶一枝花、马兜铃、苏半夏制成，除苏半夏性偏温外，其余均为寒凉药物，适用于风热或痰热咳嗽。

综上所述，因燥热引起的咳嗽，表现有口干，痰少且稠黏，色黄，咽痛，或有发热、头痛等症状者，可服用川贝。若口淡不渴,咽痒,以晚间咳嗽为主,痰稀白者,切不可妄用,还是请中医辨证后再服用为妥。

不要滥用胖大海

胖大海性味甘寒,功效为开肺气、清肺热、润肠通便、利咽解毒等,尤适于"开音治喑"。临床上常用来治疗发音突然嘶哑,伴有咳嗽、口渴、咽痛或高声呼叫而致的声音嘶哑等症。因而有些人把胖大海当作治疗音哑的特效药,甚至把胖大海作为保健饮料长期泡服。这样做往往适得其反,引起诸多不良反应,造成中焦脾胃虚寒、大便溏泄、饮食减少、脘腹痞闷不适,甚至出现消瘦等不良反应。

导致音哑的原因很多,从中医辨证角度来看,音哑有风寒、风热、肺肾阴虚、气滞血瘀之分,而胖大海主要适用于风热邪毒引起的咽喉音哑,所以不能一有音哑便用胖大海。特别是肺有风寒或痰饮的人,以及老年突然失音者,更应当慎用。

为什么中药汤剂别过夜

有些人煎煮中药,喜欢把药液分成几次吃,当天服不完,就留到次日服,从医学角度来看,这种做法是不好的。中药里含有淀粉、糖类、蛋白质、维生素、挥发油、氨基酸和各种酶、微量元素等多种成分,煎煮时这些成分大部分溶解在汤药汁里。一般服法是趁温热时先服一半,4～6小时后再服一半。如果过夜服用或存放过久,不但药效降低,而且会因空气、温度、时间和细菌污染等因素的影响,使药液中的酶分解减效,细菌繁殖滋生,淀粉、糖类营养等成分发酵水解,以致药液发馊变质,服用后对人体健康不利。

为什么中西药双管齐下有时也不行

中、西药各有所长,相互配合使用,往往能起到取长补短的效果。例如,慢性肾炎患者用激素治疗,待水肿消退后,逐步撤去西药,换六味地黄丸、金匮肾气丸等中成药,则能消除蛋白尿,改善肾功能。又如,抢救心源性休克患者,可先用多巴胺,使血压升高于正常范围,然后用中成药生脉注射液,以维持和巩固疗效,改善心肌功能。那么,是否任何中西药都能同时服用呢?也不尽然。其原因很复杂,绝不容忽视。如含有酸性成分的中成药,像山楂丸、保和丸、五味子丸及冰霜梅苏丸等,不宜与复方氢氧化铝(胃舒平)、氨茶碱、磺胺嘧啶、复方磺胺甲口唑片(复方新诺明)等同服,否则酸碱中和,会使药物失效。含有碱性成分的中成药,如行军散、红灵散、痧气散、通窍散等,若与链霉素、庆大霉素、卡那霉素合用,会使对听觉神经的毒性大大增强,引起耳鸣、耳聋。这些中成药也不宜与呋喃妥因合用,因会减少该药的吸收,以致降低药效。含有鞣质的中成药感冒片、七厘散、舒痔丸等,不宜与乳酶生、四环素、红霉素、氯霉素及利福平、富马铁等同服,因为鞣质会使这些西药产生沉淀,不易被机体吸收,发挥作用。含有钙、镁、铁离子的中成药,如复方罗布麻片、牛黄解毒片等,不宜与四环素、土霉素、多西环素(强力霉素)合用,否则形成一种既难溶解又难吸收的络合物,使药效降低。

含有乙醇(酒精)的中成药,如国公酒、风湿骨痛酒等,不宜与苯巴比妥(鲁米那)、安乃近、苯乙双胍(降糖灵)、华法林和苯妥英等同用,因为药酒中的乙醇能增强肝脏中药酶的活力，使这些西药的代谢速度加快，导致疗效降低。心脏病与胃病同时存在时，若将地高辛与中成药胃痛散（含南面茄类生物碱）同用，由于胃肠蠕动减慢，使地高辛的吸收增加，容易中毒。

为什么服中药也有不良反应

有人认为中药没有毒性，可以多吃，其实这是一种误解。中药与西药相比，总的来说中药的毒性的确是小一些，但是这并不等于说中药没有毒性，更不能说多吃一些没有害处。实际上中药中有毒或毒性很大的药物也并非少数，如生附子、生川乌和生草乌、马钱子、蝎子、斑蝥、蟾蜍、朱砂、硫黄等。有相当一部分中药，如半夏、附子、川乌，为了减少其毒性，使用前必须经过炮制处理。

有些中药在常用剂量时无毒性作用，但服用剂量过大也会产生明显的毒性作用。如白果、杏仁服用过量后会出现发热、呕吐、腹泻、惊厥、抽搐、四肢强直、瞳孔散大、脉弱而乱、昏迷不醒等中毒现象，如不及时抢救，很容易发生死亡。也有很多成药注明孕妇慎用、孕妇禁用、老年体弱者慎用等，所以说中药也不能乱用，以免出现不良后果。

牛黄有何功效及不良反应

牛黄是牛科动物干燥的胆结石。具有清心解毒，开窍豁痰，息风定惊的功能。常用于治疗热病神昏，中风痰迷，惊厥抽搐，咽喉肿痛，口生疮、痈肿疔疮等症。

天然牛黄：多呈卵形，类球形或三角形，直径1~3 cm。表面金黄至棕黄，深浅不一，质较细腻而有光泽，有的外部挂有一层黑色光亮的薄膜,习称"乌金衣",有的粗糙,有裂纹,体轻,质松脆,易分层剥离,断面色较浅,可见紧密细腻的同心层纹。气清香,味苦后甜,有时显清香凉感。取本品少量,加清水调和涂于指甲上,能染成黄色,习称"挂甲"。

人工牛黄:多为土黄或浅黄疏松粉末状,味苦或略腥,无清凉感。根据天然牛黄的化学组成加工制成的天然牛黄的代用品,由胆红素、猪胆酸、牛(羊)胆酸、胆固醇和无机盐(硫酸镁、硫酸亚铁、磷酸钙)等混合而成。统一处方为:胆红素(纯度不得低于30%)0.7、胆固醇(熔点140℃以上)2.0、牛羊胆酸(含量在80%以上)12.5%、猪胆酸(熔点150℃以上)15.0%、无机盐(硫酸镁1.5%、硫酸亚铁0.5%、磷酸三钙3.0%)、淀粉加至100%。人工牛黄成品的配制方法有干配法与湿配法两种,从成品的色泽均匀方面考虑,以湿配法为优。人工牛黄经临床观察,验证其有清热、祛痰、解毒、抗惊厥作用。人工牛黄仍然来源于动物,它是猪或牛的胆汁提取物。

牛黄解毒片(丸)引起中毒等不良反应的报道时有所闻。调研发现,某些患者在用药后0.5~2小时出现反应,主要表现为过敏性药疹、过敏性休克及上消化道出血与精神失常;也有的在用药后2~3天出现腹泻(脱水、酸中毒)、血小板减少、膀胱炎或单纯红细胞再生障碍性贫血等。那么,怎样合理使用呢?牛黄解毒丸,每丸3g,含雄黄0.096g,而成人每日雄黄用量不得超过0.15~0.30g,故牛黄解毒丸成人每日最多服3丸。牛黄解毒片有大片与小片之分,大片每片0.6g,含雄黄0.05g;小片每片0.3g,含雄黄0.033g。因此,大片成人每日不得超过6片,小片成人每日不得超过9片。孕妇与过敏者禁服。在应用过程中,需密切观察,一旦出现皮疹、剧痒、发热,或有头晕、恶

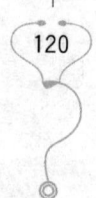

心、胸闷、心慌、腹泻,以及其他不常见的现象,应警觉到可能是用药所致,需立即停药进行治疗。

鱼腥草素钠片和六味地黄丸是否可以同时服用

鱼腥草具有清热解毒作用。用于外感风热引起的咽喉疼痛、急性咽炎、扁桃体炎。在服用鱼腥草类药物的注意事项中有明确规定:

(1) 忌辛辣,鱼腥食物;
(2) 不宜在服药期间同时服用温补性中成药;
(3) 糖尿病患者慎用;
(4) 服药3天症状无改善或出现其他症状应去医院就诊等。故在服用鱼腥草片时暂缓服用六味地黄丸,以减少药物不良反应,防止降低药效。

长期服用甘露消毒丸会引起肾功能损害吗

一脂肪肝患者于1996年3月起就诊于某家医院,医师用肝脂宁、多烯康、熊胆去氧胆酸片、甘露消毒丸治疗。患者坚持服用3年后因高热不退,去另一家医院急诊查得血肌酐258 $\mu mol/L$,B超显示双肾明显萎缩,诊断为慢性肾功能不全。这是否与长期服用甘露消毒丸有关呢?

以上提到的问题确实是比较严重的,查阅了有关资料,它与龙胆泻肝丸一样,里面含有一味药叫木通,在我们收集的药物不良反应报告中也有类似这方面的反映情况。近年来,国内外对木通中的马兜铃酸深入研究,发现马兜铃酸明显对肾脏有毒性作用。该患者出现的肾脏疾病可能也是因长期服用该药有关。故要引起重视,在服药期间要注意其不良反应的发生,定期去医院检查一下相关的指标,避免和减少不必要的损害。

中药中毒该如何预防

(1) 严格遵守国家关于毒性、限剧性中药中成药管理的有关规定,特别是关于28种有强毒的中药及4种中成药管理的规定。像西药一样,有强毒的中药中成药也应实行专人管理、专柜保存。

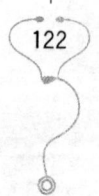

(2) 凡应该炮制的中药一律依法炮制,禁用生品内服。

(3) 配方人员应受过专业训练,配方发药时应执行查对制度。凡标签不清或可疑品种应查对清楚后才可发出。

(4) 注意药物适应证:据研究,半夏对缺乏胃酸的孕妇可损伤胎气,而胃酸正常的孕妇则无此弊病。

(5) 配伍恰当:例如,据报道"四逆汤"的毒性比单独应用附子降低75%。应用常山时加入半夏可防常山所致的呕吐。

(6) 根据患者的病情、年龄、体质等因素,严格掌握毒剧药品的使用剂量,一般从小剂量开始,逐渐加大用量。在无医师指导情况下,不可随意超量乱用。

(7) 根据药物特性,采用正确服用方法,如煎麻黄去沫,鸦胆子用胶囊或桂圆肉包裹服用。

(8) 内服外用药品要分开放置,特别是某些有毒的外用中成药要妥善保管,防止误作内服。

(9) 毒药包装用具或盛器不经彻底处理,严禁盛装他种药品或食品,也不应随便乱丢,应作妥善处置,以免他人误用中毒。曾有用装过砒霜的口袋装面粉而导致中毒的报道。

(10) 密切观察用药后的反应,及时采取措施,特别是毒性强烈的中药、中成药更应如此。

(11) 加强中药中成药毒性知识的宣传,教育儿童不要自行服药,更不要随意采食有毒中药的果实或种子。

服用中药是否无不良反应

一种较普遍的观念认为,西药是化学制品有不良反应,中药是纯天然的草药,比较平和,没有不良反应。其实,这种观点是错误的。

例如,如果长期服用中药龙胆泻肝丸,因其含有马兜铃,可引起急性肾衰竭、慢性肾衰竭、肾小管酸中毒等不良反应。

中药的不良反应除了已经被禁用的含有马兜铃的成药(如龙胆泻肝丸)可引起急性肾衰竭、慢性肾衰竭、肾小管酸中毒等外,一些常用中药也出现了类似报道,如大黄和有宣肺、利咽功效的桔梗等。由于传统观念认为中药安全无毒性和不良反应,以及有些企业广告的推波助澜,中药的不良反应问题往往被忽视,因此必须改变中药安全无毒的旧观念。

当归、川芎、黄芪的功效及其不良反应是什么

1. 当归

当归性温,味甘、辛。气味浓郁芳香,能走能守,善补血活血,润燥滑肠通便。《本草备要》谓其"血虚能补,血枯能润。"故对气血生化不足,或气血运行迟缓以及血虚肠燥便秘者,常服效佳。

现代药理研究表明,当归还能增加冠状动脉血流量,减慢心率,降低心肌耗氧量,从而改善心脏功能,防止动脉粥样硬化和心肌缺血、缺氧。当归还有镇静、镇痛、抗炎作用。当归对子宫的作用具有双向性,其水溶性非挥发物质能使子宫收缩加强,其挥发性成分则能减缓子宫节律性收缩,使子宫弛缓。此外,当归还是极好的抗衰老美容剂。当归含有多种氨基酸,能为人体皮肤、毛发提供营养,以延缓皮肤皱纹出现而不显苍老。当归中还含有与美容密切相关的维生素 A、维生素 B_{12}、维生素 E 等,维生素 A 能抵御衰老,维护皮肤健康,保护眼睛;维生素 B_{12} 有抗贫血的作用,可促使面色红润;维生素 E 可增加皮肤细胞活力而使皮肤光滑,富有弹性。不良反应:

人参和当归可能诱发乳腺癌。人们生活水平不断提高,乳腺癌却像挥不去的噩梦一样如影随形地追逐着妇女。而中国自古以来妇女就有进补人参与当归的传统,殊不知,恰恰可能在帮健康的倒忙。《澳大利亚医生》杂志不久前刊登了一篇研究报告,认为人参和当归对妇女乳腺癌细胞有着极强的催化作用。报告指出,近年在欧美国家大受推崇的自然疗法中常用于帮助妇女缓解更年期症状的人参和当

归,分别会促进癌细胞生长达27倍和16倍。

近年来,采用当归液穴位注射治疗腰肌劳损、肌肉风湿、关节炎等有较好效果,但有引起过敏性休克的报道。即于肾俞穴注射后出现胸闷气紧、呛咳、全身发绀,随即昏迷、呼吸微弱、血压下降、脉搏消失等休克表现。

2. 川芎

川芎功能主治:活血行气,祛风止痛。用于月经不调,经闭痛经,胸胁刺痛,头痛,跌扑肿痛,风湿痹痛。

3. 黄芪

黄芪是豆科植物,它是一味常用的中药。它的主要药理作用是"益气固表",可以"利水",也可以"托毒生肌"。什么是"益气"呢?凡是中医认为是"气虚"、"气血不足"、"中气下陷"的情况,都可以用黄芪。平时体质虚弱,容易疲劳,常感乏力,往往是"气虚"的一种表现。贫血,则常属"气血不足"。而脱肛、子宫下坠这些病状也常被认为是"中气下陷"。有上述症状的人,冬令吃些黄芪有益处。当然最好是在医师的指导下服用。有些人一遇天气变化就容易感冒,中医称为"表不固",可用黄芪来固表。常服黄芪可以避免经常性的感冒。中医有一个有名的方子,叫"玉屏风散",有3味药,主药就是黄芪,是可以用来治疗经常性感冒的。

因为身体虚弱,或者年纪大了的人,往往下肢有些水肿。如果属于"气虚",也可以常服黄芪。有慢性肾病的人,也可能常有水肿,中医治疗时,黄芪有时也是常用的中药。

所谓"托毒生肌",意为手术后伤口容易恢复,或使久不愈合的脓肿化脓生肌。

服用黄芪,应在医师的指导下,针对个人体质不同适量服用,黄芪的吃法很多,现介绍几种:

(1)每天用黄芪30g左右,水煎后服用。或水煎好后代茶饮用。用黄芪 30 g,加枸杞子 15 g,水煎后服用,对气血虚弱的人效果更佳。

(2) 取黄芪 50 g 左右,煎汤以后,用煎过的汤液烧饭或烧粥,就变成黄芪饭、黄芪粥,也很有益。

(3) 还有些人喜欢在烧肉、烧鸡、烧鸭时,放一些黄芪,增加滋补作用,效果也不错。

总之,使用任何药,不管是中药还是西药,都要在医师的指导下,根据病情及辨证施治比较安全,如在服药期间出现异常及时停药。

小儿合理用药

姓名 Name _____ 性别 Sex _____ 年龄 Age _____
住址 Address _____
电话 Tel _____
住院号 Hospitalization Number _____
X 光号 X-ray Number _____
CT 或 MRI 号 CT or MRI Number _____
药物过敏史 History of Drug Allergy _____

儿童使用抗生素有哪些注意事项

儿童在使用抗生素时应注意以下几点：

（1）一般的感冒发热不要上来就用抗生素，非用不可时，也应首选青霉素。

（2）在确实需使用抗生素时，不可几个疗程连续使用。

（3）不要同时联合使用氨基糖苷类的药物，如庆大霉素与卡那霉素联用，联用不仅不会增强疗效和抗菌范围，反而会增大毒性。

（4）使用后要密切观察，一旦出现耳鸣、耳内发胀、口面部发麻、头痛头晕、恶心呕吐等早期中毒症状时，应立即停药，必要时找医师诊治。

（5）肾功能不良者、婴幼儿、孕妇及对抗生素毒性敏感者及他们的子女应慎用抗生素。

（6）用药时应注意剂量不宜过大，服用时间不宜过长。注意多喝开水，促进药物的吸收与排泄。3岁以下的小儿肝肾功能尚未发育成熟，应注意选择肝肾毒性小的药物。

（7）四环素可使儿童牙釉质损伤，形成黄斑牙，甚至影响骨骼发育。目前临床上使用的四环素为成人用剂型，儿童不应使用，孕妇、乳妇也应慎用。

儿童用药只要参照成人减点量就行了吗

儿童机体的各组织器官尚未发育成熟，功能也不完善，与成人相比用药时更易产生不良反应。小儿肝肾功能尚不成熟,肝脏解毒功能弱,肾脏的排毒功能也差,在药物使用上,不同于年长儿,儿童更不同于成年人。大多数的成人用药,都不能用于小儿。有的家长认为小儿就是比成人的体重小,成人吃的药只要减量就行了,这是不对的。小儿并不是成人的缩小版,小儿从对药物的反应、代谢及药物作用的靶器官和对药物的耐受性等都有其特点。在成人身上的轻微不良反应而在小儿身上可能就是毒性反应,如抗生素中的氨基糖苷类、喹诺酮类、磺胺类、氯霉素等对小儿都有不同的危害。

哪些药物要慎用于儿童

儿童用药最应慎重的首属氨基糖苷类抗生素。这类抗生素中的链霉素、双氢链霉素、庆大霉素、卡那霉素、丁胺卡那霉素、妥布霉素、新霉素等的不良反应主要表现在对主管听觉的第Ⅷ对脑神经的损害,严重时可造成不可逆性耳聋。

(1) 阿司匹林:阿司匹林大剂量或长时间使用会抑制血小板聚集、延长出血时间,刺激胃肠道,形成消化性溃疡;发生变态反应甚至过敏性休克;可致肾损害,引起肾乳头坏死。因此,儿童不宜滥用阿司匹林,应按时按量合理应用。大量服用时会因出汗过多、体温骤降而导致虚脱。婴幼儿应禁用含阿司匹林类药物。

(2) 对乙酰氨基酚(扑热息痛)具有解热镇痛作用,是治疗感冒发热的重要药物。但其对3岁以内小儿的肝肾脏有害,世界卫生组织建议各国禁止3岁以内小儿服用对乙酰氨基酚。

(3) 复方磺胺甲口唑片(复方新诺明片):服用后会有

恶心呕吐等胃肠道反应，对肾有损伤，少数人有粒细胞、血小板减少和药物过敏等不良反应。

（4）磺胺类药物：抗菌谱较广，对脑膜炎球菌、大肠埃希菌、变形杆菌、痢疾杆菌、肺炎杆菌、鼠疫杆菌等作用较强。为此，许多医师或家长喜欢使用该类药物进行治病。但是，小儿时期各组织器官发育不完善，对药物解毒、排泄及耐受能力差，使用不当易引起许多严重的不良后果。可引起婴儿黄疸、肾功能损害。

临床上观察到小儿大剂量用药易致中毒或消化道出血。即使严格掌握剂量也可产生恶心呕吐、食欲不振及眩晕。较为敏感的小儿还会诱发药物疹、药物热及腹痛。严重者可出现磺胺药过敏及呼吸困难。同时磺胺药在尿液中的溶解度较低，特别是在酸性尿液中能生成一种溶解度更低的物质结晶析出，而出现尿液有结晶、排尿困难以及血尿。研究还表明：磺胺类药还能抑制大肠埃希菌的生长繁殖，从而影响了正常的大肠埃希菌合成维生素 B 族，使小儿出现食欲不振、口角炎、神经炎等。因此，患儿应用磺胺类药物治疗疾病时应需慎重；新生儿、早产儿绝对禁用，有药物过敏、呼吸困难、腹痛症状时要立即停药，同时在服药过程中可让孩子多饮白开水，必要时加服碳酸氢钠，而对需用药时间长的患儿，要注意补充维生素 B 族类药物，肝肾功能不良的小儿也应禁用。

（5）红霉素：会引起胃肠道反应，对肝亦有损伤，少数人有变态（过敏）反应。服用红霉素制剂时，不应将其肠溶衣片（或胶囊）溶化服用。

（6）氯霉素可引起灰婴综合征、粒细胞减少症。很容易发生急性中毒，表现为腹胀、呕吐、厌食，12～24 小时后出现呼吸障碍、面色灰白、全身发绀等症状，即"灰婴综合

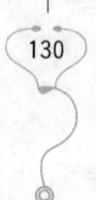

征"。医学专家建议婴幼儿禁用此药。

（7）四环素：8岁以下儿童禁用。因其可致"四环素牙"，同时，对婴儿而言，四环素易透过血脑屏障，造成颅内高压。

（8）喹诺酮类：可引起小儿软骨发育障碍。如诺氟沙星（氟哌酸）：诺氟沙星（氟哌酸）具有良好的口服吸收性，且具有在组织中的药物浓度高于血液中的浓度、在体内几乎不代谢、主要从尿中以原形排出的特点。而婴幼儿肝肾功能未健全，易造成药物蓄积而损害肾功能，并可影响软骨发育，故小儿应慎用。

（9）抗疟药：伯氨喹、扑疟喹、奎宁。

（10）呋喃类：呋喃妥因、呋喃唑酮（痢特灵）。

（11）降压药：利舍平能引起胎儿和新生儿中枢抑制和中枢神经系统损害。

（12）激素类药物：有的医师或家长喜欢在儿童发热时加一定量的激素以期疗效好，这种做法值得商榷。小儿大脑皮质未发育成熟，易在患病时出现高热，使用激素会降低机体抵抗力，扰乱内分泌功能，影响钙的吸收利用。故建议小儿发热时，可在使用退热药治疗的同时，运用冰袋、乙醇（酒精）擦身等物理方法，不要盲目服用激素，尤其禁止滥用激素类药物，只有在高热不退的情况下，才可考虑应用。

（13）中枢神经抑制药：氯丙嗪、奋乃静、苯巴比妥、水合氯醛、乙醇等。

（14）亚甲蓝、苯唑卡因等局麻药，次硝酸铋等硝酸盐能引起新生儿变性血红蛋白症。

（15）麻醉药和催眠药：乙醚、氯仿、氯烷、氧化亚氮、三溴乙醇、副醛、水合氯醛；巴比妥类药物；成瘾性镇痛药吗啡、可待因、哌替啶（度冷丁）；地西泮（安定）、氯丙嗪、氯氮䓬（利眠宁）。

（16）有些感冒药小儿也不能随便服用，如银翘片、感康、康必得、速效感冒胶囊等成人感冒药。还有镇静助眠药、抑酸剂、泻药、滴鼻净等。氯霉素滴眼液不宜长期使用。风油精虽然没有什么严重的不良反应，但小儿很容易把其弄到眼睛里或口中。其他如二巯基丙醇、对氨基水杨酸、奎尼丁、维生素K、亚甲蓝、甲睾酮、苯甲酸钠咖啡因、山梗菜碱、毛花苷C（西地兰）、毒毛花苷K、甲苯磺丁脲等易引起新生儿溶血或黄疸。

儿童癫痫安全用药错误有哪些

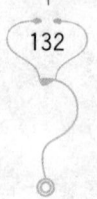

（1）药物用用停停：17岁的小林自幼患有癫痫，可他的家人对癫痫这个病根本不了解。发作了就带他去看病，服几天药，不发作就立刻停药，再发作，再吃药，反反复复，小林的治疗由于不正规，最后造成严重的精神和智力障碍。

癫痫不是急性疾病，吃几天药，症状好转就可停药。癫痫发作时对大脑的损伤多是不可逆转的。因此，癫痫患者必须坚持长期、按时、按千克体重计量规范使用抗癫痫药物，才能取得良好的治疗效果。对此，癫痫患者及家属必须有所认识，千万不可不发作马上停药，再发作，再吃药，以避免造成严重后果。

（2）擅自用药：黄女士心急如焚地问医师，她女儿的癫痫为什么吃药总不见效？医师详细问诊后发现，原来刘女士担心医师开的西药不良反应太大，擅自给女儿换了她认为不良反应小的抗癫痫中成药。

从发作形式上看,癫痫分为全身强直-阵挛性发作、失神发作和简单部分性发作等,不同形式的癫痫,适用的药物各不相同。癫痫发作类型不同,选用抗癫痫药物也不一样,不在医师指导下擅自用药是十分危险的。再说,抗癫痫中成药并非没有不良反应,且使用时需辨证。

(3)多种药物"联用":梁先生的儿子患了癫痫,医师给他开了抗癫痫药。可儿子用药1周后,症状仍然没有缓解。梁先生很着急,要求医师给他换药,医师不允,他就来到其他医院找医师开药。现在,他的儿子同时服用了好几种抗癫痫药。

同时应用两种或两种以上的抗癫痫药可能在药物代谢动力学和药效学的各个阶段发生相互作用,如苯妥英可以抑制丙戊酸钠的血中浓度,苯巴比妥(鲁米那)可以降低苯妥英的血中浓度。所以,通常以单一用药为主,必要时才两种药物联合应用,3种及以上药物应谨慎合用。

(4)相信"灵丹妙药":晶晶患癫痫已经13年了,看了很多家医院,吃了很多药,总也不见好,家里人看见她这么痛苦,于是就到处打听有没有"灵丹妙药",希望能早点治好晶晶的病。谁知,吃了很多"灵丹妙药",晶晶的病不但没治好,有一次还差点中了毒。

事实上,对于颅内有明确癫痫灶和大脑局限性放电的患者,手术有望治愈,对于其他类型癫痫,迄今为止,还没有根治癫痫的"灵丹妙药"。因此,患者和家属最好遵守医嘱服药。

(5)害怕影响智力:黎女士的孩子今年才4岁,一直在服用抗癫痫药。可黎女士非常担心,这么小的孩子服太多抗癫痫药会不会影响他的智力发育,变成"傻子"?

应该说，防止癫痫影响智力发育最有效的手段是及早地控制癫痫发作。因为每1次癫痫发作均可导致大脑神经元损害，直接影响智力。据观察，每天癫痫发作1次以上的孩子，智能损害1次，病程越长，发作次数越多，对大脑损害程度越大。而早期、正规、合理的药物治疗可以避免智力损伤。

(6) 担心药物不良反应：王女士的女儿微微患癫痫已经6年了，王女士每次给微微服用抗癫痫药时，都要仔细阅读药物说明书，看见说明书上的许多不良反应，她特别害怕，担心这些不良反应会损伤孩子的健康。于是，她来询问应该采取哪些措施来应对抗癫痫药的不良反应。

目前，常用抗癫痫药物的不良反应是损害肝脏、造血系统及胃肠道反应等，但只要在医师指导下适当地控制剂量，是可以减少或避免药物不良反应发生的。建议患者在用药期间，要定期查血常规、肝功能，一旦有异常应做对症处理，并调整抗癫痫药物种类。

(7) 随意调整剂量：一次严重的脑外伤后，张先生孩子患上了癫痫，其后，他一直接受抗癫痫药物治疗。但他在治疗过程中，害怕跑医院麻烦，便自行调整药物剂量，结果癫痫发作总是控制不好，还越来越频繁。

通常，在癫痫治疗过程中，医师会根据患者病情波动情况来调整药物剂量，以达到理想的治疗状态。

从表面上看，药物调整很简单，其实不然，它需要根据症状以及脑电图、血药浓度等综合调整。所以，患者最好在同一医院，由固定的有经验的医师来调整药物剂量，以免药物调整错误，导致治疗前功尽弃。

(8) 突然停止服药：有些患者在服用抗癫痫药物后，却仍出现频繁的癫痫发作,并伴随疲乏、嗜睡、记忆力下降等不适。于是就认为是这些药没效果或不良反应大,"果断"停药。

当持续应用抗癫痫药物治疗后,癫痫仍发作频繁,医师会将无效或不良反应最大的药物撤除,但不主张突然停药。通常,要求至少应该有1周以上的替换时间,然后,将有效药物剂量调整至有效剂量范围内,并根据症状决定是否加用其他药物。

(9)停药过程太快:小珊服抗癫痫药已1年。如今,她既无临床发作,脑电图也正常,于是,小珊要求医师停药,医师不允许。小珊认为自己的脑电图都正常了,不必服药。于是,擅自做主自己停了药。可惜不久,她的癫痫再次发作,不得已又开始吃药。

当患者的癫痫发作完全控制2～5年,且脑电图正常,可考虑逐步停药。但停药过程中要密切观察患者状态,且要定期复查脑电图。若始终无临床发作,脑电图亦正常,则可继续减量,直至全部停用,一般停药过程需要1年左右。若减量过程中或停药后又有癫痫发作,则要重新开始抗癫痫治疗。

小儿感冒用药错误有哪些

(1)"狂轰滥炸"治感冒:敏敏今年3岁,这两天感冒发热。敏敏的父母都很着急,于是将家中的抗病毒药、抗细菌药、解热镇痛药、止咳药全部拿出来准备给孩子吃,以为"药力集中"更保险,可以药到病除,缩短病程。正巧,身为儿科医师的敏敏奶奶来到家中,得知这个情况后,赶忙制止了他们,并告知这样做的危害,这让敏敏的父母十分后怕。

大多数药物进入体内后的吸收、分布、代谢、排泄等都与肝脏和肾脏功能关系密切。由于小儿体内各组织器官尚未完全发育,生理功能尚未成熟,解毒功能也较差,并且药物之间还会有相互抵消或协同作用。用药时,尤其要考虑小儿的生理特点以及药物之间的作用,家长切不可将多种药物一起给孩子服用,以免加大药物不良反应,伤害小儿的肝肾功能。

治疗感冒原则:能用一种药尽量不再加另一种药,尤其是新生儿,以防发生不良反应或中毒。

(2)过分夸大西药不良反应:吴婆婆的小外孙2岁,长得虎头虎脑,人人喜欢。两天前,小外孙不慎受凉,流鼻涕、咳嗽。吴婆婆心想,西药不良反应大,中药不良反应小,便主张给小外孙服中药。两天过去了,小外孙症状未见减轻,还出现了高热。吴婆婆女儿见状,决定带孩子看西医。可吴婆婆不肯,说中药安全,仍坚持给小外孙服用中药。

中药因其不良反应小,深受家长喜爱,所以很多家长喜欢给孩子用中药。的确,在感冒最初或者症状较轻时,可以选择中药治疗,如小儿感冒冲剂、板蓝根冲剂、金银花露等。但是当小儿有高热等严重症状时,若仍坚持不去医院,不吃西药,很可能会延误病情,增加患儿的痛苦。西药固然有一定的不良反应,但只要在医师指导下合理使用西药,一般是不会出现不良反应的。要知道,中药也不是绝对安全的。

(3)频繁要求医师换抗生素:小潘的女儿身体柔弱,经常感冒,特别是出现高热时,小潘便坚决要求医师给孩子静脉滴注抗生素。小潘认为,静脉用药比口服起效快,抗生素可以加速疾病好转。可遗憾的是,有时即使给孩子用了抗生素,女儿体温仍会反复,这让小潘很无奈。她认为是医师用的抗生素无效,总是缠着医师要求换药。

当上呼吸道感染引起高热时,一些家长往往着急地要求医师给孩子静脉滴注抗生素,希望能快速降温。如果输液后第二天孩子体温仍反复,便认为是抗生素无效。其实,上呼吸道感染往往是病毒感染引起的,静脉滴注抗生素非但不对症,还容易诱发对抗生素的耐药性。一般来说,疾病都有自然病程,上呼吸道感染为5～7天,发热要持续2～3天。而且发热高低与疾病的严重程度无必然联系,因此,家长不必过分紧张。

(4)将成人感冒药给孩子服用:黄小姐为了图方便,常常将家里留存的成人感冒药给4岁的女儿服用。她和丈夫都认为,反正都是感冒药,吃了不会有大问题。有一次,黄小姐看到孩子感冒总是不好,给孩子加倍服用了成人用的感冒通,结果导致孩子血尿。

小儿不是成人的缩小版,因此,不要随意给孩子服用成年人使用的感冒药,以免引起严重不良反应。感冒通是中西药复合制剂,主要含双氯芬酸钠、人工牛黄及氯苯那敏(扑尔敏),这类药物使用在小儿身上,可能会导致小儿血尿和肾功能受损。还有,像速效伤风胶囊类,主要含氯苯那敏、对乙酰氨基酚(扑热息痛)、咖啡因和人工牛黄,因对乙酰氨基酚有很强的肝毒性,3岁以下儿童及新生儿应避免使用。此外,成人用感冒药,如银翘片、感康、康必得、速效感冒胶囊等,也尽量不要给孩子吃。

(5)不管病情轻重,坚持不给孩子用药:夏先生的儿子1岁,经常感冒。他听人说,感冒时不用药,可以刺激小儿免疫功能的发育。他也认为,凡是药物都有一些不良反应,感冒时只要多喝水就可以了。所以不管孩子病情多么严重,他都坚持不给孩子用药。遗憾的是,一年来,孩子感冒频繁,并出现了气管炎、肺炎等严重并发症,这让夏先生十分懊悔。

小儿的免疫系统还不完善,最易感受风邪。对婴幼儿来说,伤风感冒是万病之源,可引起严重并发症,不可小视。孩子感冒后,家长要注意观察,首先应明确感冒类型和病情的轻重。

普通感冒主要症状有流涕、打喷嚏、咽喉痛、咳嗽,可伴有轻度或中度的发热、全身酸痛无力等,一般3~5天好转。如果出现高热、剧烈咳嗽、腹泻、皮疹、谵妄或者精神差、面色苍白等伴随症状,病程超过5天以上,要警惕可能是特殊类型的感冒或者是感冒后出现了气管炎、肺炎等并发症,必须立即去医院就诊。

小儿感冒常用药有哪些

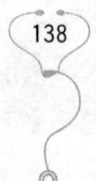

(1)小儿感冒药:常用的有小儿伤风冲剂、小儿感冒冲剂、儿童泰诺感冒溶液等。

家长要按照体表面积或体重计算用药剂量,或遵医嘱,不可自作主张给孩子增加或减少药物剂量。

(2)小儿退热药:常用的有儿童美林混悬液(高热首选,药效长达8小时)、泰诺林退热滴剂和溶液、阿苯片、对乙酰氨基酚(百服宁)、托恩混悬剂等。

由于婴幼儿的下丘脑体温调节中枢不稳定,所以,退热药要慎用,一般只作为病因治疗时的辅助用药。

(3)小儿止咳药:常用的有右美沙芬(美沙芬)、复方磷酸可待因(联邦止咳露)、氯哌斯汀(咳平)、儿童清肺溶液、急支糖浆等。

儿童止咳药大多为糖浆制剂,小儿愿意多喝,但家长应该注意控制剂量,以免小儿因过量应用而引起药物中毒。

（4）小儿抗生素：常用的有阿莫西林（阿莫仙）、乳酸菌素E、头孢克洛（希刻劳）、头孢拉定（泛捷复）、去氧肾上腺素（新福林）、复方双黄连、复方双花口服液等。

抗生素不可滥用，以避免抗生素带来的不良反应。例如，青霉素类可致过敏性休克；氨基糖苷类药物可致耳毒性或肝脏损害；利福平可造成肝脏损害等。为避免牙齿发黄等不良反应，7岁以下儿童不能使用四环素和土霉素。

小儿慎用的抗菌药物有哪些

如今，"大病上医院，小病去药店"已渐成潮流，对孩子感冒、腹泻之类的小病，多数家长更倾向于选择省钱、省时又省力的家庭自助医疗，抗生素就是最常用的自助药品之一。然而，有一个普遍现象令人颇为担忧，即"小儿用药成人化"。许多家长将儿童视作"小大人"，照搬、套用成人药，依葫芦画瓢，减量后便给儿童服用，这是十分不妥和有害的。因为，小儿与成人有生理、病理以及体质方面的差异。其身体正处于生长、发育阶段，肝、肾等脏器功能以及药酶系统尚未发育成熟和完善，解毒和排泄功能较弱，耐受性较低，倘若用药不当，较成人更容易发生不良反应，甚至致残、致死，因此切不可掉以轻心。下面介绍几类小儿应当慎用或禁用的抗菌药物。

（1）喹诺酮类药物：主要包括诺氟沙星、环丙沙星和氧氟沙星。由于它们抗菌谱广、杀菌力强、口服后吸收良好，临床应用较广。经动物实验及临床观察发现，此类药物可引起儿童关节软骨损害，影响骨骼生长发育，因此不宜用于14岁以下的儿童。

（2）四环素族药物：包括四环素、多西环素（强力霉素）

和米诺环素。四环素族药物被人体吸收以后,会和血液中的磷酸钙结合,沉积在生长阶段的骨骼和牙齿上,影响骨骼的正常生长,使牙釉质发育不良,牙齿变黄,并容易形成龋齿,故小儿应忌服这类药物。

(3) 氨基糖苷类药物:如庆大霉素、卡那霉素、链霉素等。这类药物主要对听神经和肾脏有一定的毒性作用,注射此类药物后可引起耳聋和肾脏损害,尤其在长期大剂量用药时容易发生。而且,年龄越小,发生的概率越大。因此,应当严把用药指征,非病情必须时,不要轻易选用这类药物,且剂量不宜过大,疗程不宜太长。

(4) 磺胺类药物:如复方磺胺甲口唑片(复方新诺明)和磺胺嘧啶等。这类药物主要经肾脏排泄,对肾脏具有一定的刺激和毒性作用,如果在服用这类药物期间,不注意多喝水,很容易使磺胺药物在尿中结晶而堵塞肾小管,损害肾脏,造成尿量减少或无尿。因此,在服此类药物时,要多喝水或同时服用小苏打以碱化尿液,使结晶溶解,以减少这种不良反应的发生。此外,磺胺类药物还可引起粒细胞减少,故婴幼儿要慎用这类药物,新生儿应禁用。

(5) 氯霉素类:此类药物对骨髓有抑制作用,严重的可引起再生障碍性贫血。新生儿在使用氯霉素时,若剂量较大(每日 100 mg/kg 体重)可导致灰婴综合征,表现为呕吐、拒食、腹胀、体温下降、呼吸困难、休克、皮肤呈灰紫色,可在数小时内死亡。故小儿应慎用,新生儿应禁用。

儿童用药平安三要诀是什么

(1) 药量不多也不少。由于小孩的肝肾发育未完整,1次给药的剂量错误,就可能产生毒性或治疗失效,每次服用药量应力图准确。家长应主动提示医师、配药医师,认真确认小孩的年龄、体重、身高,从而认定给小孩的药量。同时,要运用准确好用的量具、喂药器,先确认药量刻度,并正确量取。磨粉分包误差大,不应采用。

（2）好吞服、免吃苦。防止孩子哭闹呛吐,家长应主动向医师阐明孩子吃药的需求,希望优先选用液剂、糖浆、悬浮剂等好服用的药品。

（3）认真核对药袋,妥善保管药品,记载用药情形。家长应向医师讨取药单,拿单领药。领药时核对药单、药袋等是否正确无误。把孩子用药情形,认真记录下来。要把药品放在恰当、安全的地方,以免儿童误食。

为什么小儿发热不要盲目服用退热药

> 我的儿子刚刚6岁,身体不是很好,经常感冒发热,尤其使春天季节变化时,可以说是3天一感冒,5天一发热。为了能预防和减少发热,一感冒我就给他吃小儿退热药,不过总是不能增加抵抗力。医师说不能这样,甚至还会带来损害。为什么？

发热是儿童常见的症状和就医原因。小儿一有发热,不少家长便给孩子服用退热药,唯恐把孩子烧坏了。其实这是一种误解。发热其实是人体抵抗疾病的一种生理反应,不能盲目退热,只有在持续高热(腋温＞39℃)才会直接威胁病儿健康。

高热不仅使机体耗氧量和各种营养素的代谢增加,而且可促发高热惊厥,还可使人体消化功能及防御感染的能力降低。因此,适当应用退热药可以快速降低体温,缓解高热引起的并发症(如高热惊厥等)。为帮助各位家长做好退热药的"选择题",现将临床常用的几种退热药做一下介绍:

(1) 阿司匹林:是一种古老的退热药,1899年开始使用,其退热作用较强,但不良反应大,主要为胃肠道出血,血小板减少,其最严重不良反应是瑞氏综合征,病死率为30%。英国明确规定,16岁以下儿童禁用阿司匹林。目前该药在国内儿科也趋于不用。

(2) 对乙酰氨基酚:即扑热息痛,是一种比较安全的退热药,无胃肠道刺激或出血,不影响血小板功能,无肾毒性,不会引起粒细胞缺乏和再生障碍性贫血。其退热效果与剂量成正比,但剂量过大会引起肝毒性。该药是世界卫生组织(WHO)推荐2个月以上婴儿和儿童高热时首选退热药。剂量为每千克体重 10~15 mg,4~6 小时 1 次。目前各医院和大药房均有出售,代表药如小儿美林糖浆、小儿百服宁滴剂等。

(3) 布洛芬:为非类固醇消炎药,具有明显的解热镇痛作用,不良反应少。该药退热起效时间平均为 1.16 小时,退热持续时间平均为近 5 小时,平均体温下降值为 2.3 ℃,下降百分率为 88%。儿科专家认为,本品可以代替肌内注射退热药,适用于感染性疾病所致高热病儿。布洛芬适用于 6 个月以上儿童,剂量为每千克体重 5~10 mg,每 6~8 小时 1 次。目前各医院和大药房均有出售,代表药为托恩口服溶液等。

(4) 安乃近:属于吡唑啉基类活性药物,规格有注射剂和片剂,主要不良反应为肾毒性、胃肠道出血、严重皮疹,致死性粒细胞缺乏为其最严重不良反应。目前 27 个国家禁止或限制使用安乃近，但国内有的地方医院还在使用，值得引起人们高度重视。

其实，退热药只是对症治疗，药效仅能维持数小时，体内药理作用消除后，体温将再度上升。必须提醒您的是，不同的退热药最好不要同时使用，或自行增加剂量，否则会使患儿出汗过多，导致虚脱、低体温（<36℃），甚至休克。半岁以内婴儿发热时不宜使用退热药来降低体温，而应该选用物理降温，如松开包被、洗温水澡等。当患儿拒绝口服药物时，用退热栓剂来塞肛门，由肠道吸收，退热效果迅速，非常方便，但要注意要小剂量给药，切忌反复多次使用而致退热过度，引起体温陡降或腹泻。

流感疫苗有何不良反应？如何合理使用

> 我的孙子体质比较弱，一到冬天就特别容易感冒。一些人建议冬天给孙子打流感疫苗就可以预防感冒，增强抗病能力。可是又听说疫苗的不良反应也比较多。能给介绍一些流感疫苗的情况吗？

许多人在流感疫苗的使用上都有疑问，那么应该怎样合理使用呢？

简简单单的普通感冒，至少有两百种以上的细菌病毒要负责。而且每一种感冒病毒又会突变、乱变、随便变！这么多变，使得制造感冒疫苗非常困难，"嫌疑犯"这么多，"真凶"抓不住，又该如何破案呢？

科学家毕竟还是很厉害的，根据病毒破坏力和分离地点把感冒病毒分成几类,以尽量争取治病的时间。

● A型感冒病毒:最常见的感冒病毒,也最容易引起感冒大流行!

● B型感冒病毒:会造成流行性感冒,但杀伤力较小。

● C型感冒病毒:尚无大型流行性感冒的不良记录。

如何看待流行性感冒疫苗的不良反应与合理使用

流感疫苗基本上是一种失活的病毒,所以不会引发感冒症状。注射后一两天内的打针部位会发酸,有些人会有点类似感冒的症状,但绝对不是感冒。注射流感疫苗6~8周后才会发挥作用,因此最好在流行感冒季节到来的两个月前注射流感疫苗。

由于感冒病毒会变来变去,因此各国卫生单位必须每年预测当年的流行性感冒类别,以制造这一年的流感疫苗供民众使用。民众则必须每年打一针流感疫苗才能预防感冒。由于每一个国家的感冒会不太一样,所以各国的流感疫苗不一定相同。除非是全球流行同一种感冒,才需要注射同一种流感疫苗。根据专家的建议,以下人员要在指定时间内注射流感疫苗:

① 临床医疗人员;② 医疗机构、慢性病看护、老人赡养中心的工作人员;③ 警察、消防人员、军人等需要提供社会服务的人;④ 65岁以上的老年人;⑤ 慢性病患者:贫血、糖尿病、心脏病、肝病、肾病、癌症自体免疫性疾病;⑥ 经常服用阿司匹林的小孩及青少年(6个月至18岁)。

根据现有的流感疫苗注射指南,65岁以上的老年人接种流感疫苗,能够有效防止流行性感冒的伤害。但是"美国家庭医学会"的最新研究报告却指出,45岁以上的民众更应该注射流行感冒疫苗,才能够有效减少感冒的伤害。

至于民众所担心的疫苗注射不良反应问题,基本上与疫苗本身无关,而是与培养疫苗的鸡蛋有关系。这就好像喝瓶装水一样,水质本身没有问题,但是盛装水的瓶子有些时候会发出塑料味,让人感觉怪怪的。

过敏体质或特异体质的人,最好能够与医师仔细讨论,看看自己的身体是否适合注射疫苗,这样才能对身体做到最好的保护。

家庭用药小常识

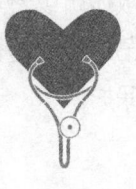

姓名 Name _____ 性别 Sex _____ 年龄 Age _____
住址 Address _____
电话 Tel _____
住院号 Hospitalization Number _____
X 光号 X-ray Number _____
CT 或 MRI 号 CT or MRI Number _____
药物过敏史 History of Drug Allergy _____

对付药物不良反应有哪些办法

药物不良反应可以造成巨大危害，甚至酿成终身遗憾。在服用药物时，一定要谨慎。但是，决不能因为药物不良反应的危害，就讳医忌药，药物还是治疗疾病的重要手段，讳医忌药同样可以贻误病情而导致巨大危害。对付药物不良反应最好的办法首先是合理用药，避免药物的滥用；其次，许多药物不良反应，只要采取一些简单的措施，就可以避免或减少药物不良反应的发生。以下是对付一些常用药物的不良反应的办法。

（1）复方磺胺甲口唑片，又称复方新诺明，或简称为SMZ，是常用的抗菌药物，价格低廉，疗效好。但是，服用复方磺胺甲口唑片易在泌尿系统形成结晶，损害肾脏，导致结石、血尿、尿闭等，严重者可引起肾功能衰竭。预防的方法：可以在服药时加服等量的碳酸氢钠，饮苏打水，多吃水果、多饮水就可以避免此类不良反应。

（2）许多高血压或慢性水肿的患者需要长期服用排钾利尿药，如呋塞米（速尿）、氢氯噻嗪（双氢克尿塞）、吲达帕胺（寿比山）等，可引起低血钾症，导致肌肉无力。预防的方法：可以在服药的同时加服适量的氯化钾，多吃含钾丰富的食物，如苹果、土豆等。

（3）结核病患者需要长期服用雷米封，容易导致维生素 B_6 缺乏。预防的方法：可以根据情况适当加服维生素 B_6，但用量不宜过大，因为维生素 B_6 可对抗雷米封的抗结核作用。

（4）长期服氢氧化铝凝胶易引起磷缺乏。预防的方法：可以同时加服维生素 AD 丸，以促进肠道磷吸收。

(5) 长期服用糖皮质激素类药物,如醋酸可的松,可发生钙、铁吸收不良。预防的方法:服药期间,可适当补充钙和维生素。

(6) 长期服用水杨酸钠会抑制肝脏凝血酶,导致出血倾向。预防的方法:可以在服药的同时加服止血药维生素K_3。

(7) 长期服呋喃妥因或呋喃唑酮,可导致周围神经炎等严重不良反应。预防的方法:可以在服药的同时适量补充维生素B_6。

(8) 长期服用四环素类广谱抗生素,可因为肠道内的一些有益菌受到抑制,而使B族维生素和维生素K合成不足,引起B族维生素和维生素K缺乏症。预防的方法:可以在服药的同时,适当补充B族维生素和维生素K。

(9) 高血压药物肼苯哒嗪长期服用容易导致缺铁性贫血。预防的方法:服用期间要补充铁剂,如硫酸亚铁、肝铁胶丸、力维隆糖浆等。

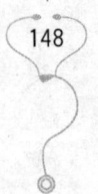

(10) 长期服用利尿剂时,应多吃一些含钾丰富的食物,如马铃薯、冬瓜、西瓜、杏仁、橘子、葡萄等,因利尿剂可使血钾减少而引起低钾血症,特别是合用洋地黄类药物治疗心脏病时更应注意,以免诱发心律失常。

(11) 服用一轻松、果导片等泻下类药物时,应慎食辛辣之品,如辣椒、生姜、葱、蒜、花椒等。这些食物可拮抗药物的泻下作用,又可引起胃肠充血,产生腹胀、腹痛等症状。

(12) 在服用镇静、催眠类药物时应忌酒,以免加剧药物的作用而引起中毒反应;服用呋喃唑酮(痢特灵)、利福平、灰黄霉素等药物时也应忌酒,以免增强药物的毒副作用;服用降糖药如甲苯磺丁脲(D860)和氯磺丙脲时也应忌酒,因这类药物能抑制乙醛脱氢酶,在乙醇氧化成乙醛后,由于抑制乙醛脱氢酶不能继续氧化乙酸最后变成二氧化碳和水,可产生"乙醛蓄积综合征",表现为恶心、呕吐、剧烈头痛、颜面潮红、呼吸困难、低血压等。

为什么错误的服药方式容易产生不良反应

我退休多年,由于患有多种老年慢性病经常服用多种药物,有一个阶段,由于身体不适,卧床不起,经常躺着一大把一大把的服药,结果没几天,就出现了药物性食管炎。这是怎么回事?

由于服药方式不对,不但没有能够治疗好疾病,反而引起严重的药物不良反应,这样的例子其实很多。有关专家指出,治病要想获得最佳疗效,除要选择正确的药物、剂量之外,服药方式正确与否也非常重要。有调查显示,45%的患者服药方式不正确。

许多生病的患者会选择躺着服用药物,以为这样既不影响休息,又按时服了药。而且,不少人认为吃药不需讲究姿势,不管站着、坐着或躺着,只要将药吃进去就行了。

其实,应该根据药物的性质、用药情况,选择适合的服药姿势,有利于药效的充分发挥。

一般情况下,坐着或躺着吃药,加上送服的温开水又少,服后也许只有一半药物到达胃里,而另一半会在食管中溶化或黏附在食管壁上。这种情况往往会带来严重后果。因为药物中有的带碱性,有的带酸性,有的具有很强的刺激性。若这些药物在食管壁上溶化或停留时间过长,不但药物不能充分发挥疗效,反而会刺激食管,引起食管发炎,甚至溃疡。通过X线观察,发现躺着服药的人大多数只喝一口水送服药物,有60%的药物到不了胃里,而黏附在食管壁上。而一些站着服药、且用60~100 ml水送服药的人,5秒钟左右药物便可以达到胃中。因此,使用口服药物时最好站着服药。

然而,并不是所有口服药物都应站着服用。硝酸甘油作为缓解心绞痛的急救药物,若患者站着含服,可能会产生体位性低血压,引起一时性贫血而昏倒。而且含服药物半小时左右,会有头昏、头胀的感觉,此时若站立,就容易摔倒。因而,舌下含服硝酸甘油片时最好采取半卧位姿势。

除了服药姿势,还有下列一些错误服药方式:

(1)干吞药物:服药时不用温水送服,干吞强咽,易使药物滞留食管中,造成食管黏膜损伤、出血等严重后果。

(2)用茶水服药:茶叶中含有咖啡因、茶碱、鞣酸等,这些物质可与药中成分发生反应,使药物失效或产生不良后果。

(3)捏住小孩鼻子喂药:很多家长常用捏住孩子鼻子迫其张口的方法喂药。患儿的鼻被捏,需要嘴巴呼吸,这时的溶液易呛进气管和支气管,轻则引起剧烈咳嗽,重则发生吸入性肺炎或药片堵塞呼吸道引起窒息,危及生命。

(4)将胶囊剂拆开服用:药物制成胶囊剂服用的主要目的有两个:① 消除或掩盖某些药物苦味和难闻气味。② 避免有些药物对口腔黏膜和胃黏膜的刺激作用。如果将胶囊内的药物倒出后服用,就可能出现由于药物味苦、难闻,或刺激口腔黏膜、胃黏膜而引起恶心,呕吐,腹痛,食欲不振等现象,或者药物被胃酸破坏,需要肠溶的药物,却在胃中溶解,而不能很好地被吸收,达不到预期的治疗效果。

（5）药片捻碎服用：对于老年人和儿童，需要减少剂量时，最好选用专用剂型，必要时可以适当将药片分成小块。但是，决不能将缓释片和控释片捻碎服用，这样将会破坏缓释作用，降低疗效，增加不良反应。

（6）用果汁送服药：果汁中含有酸性物质，可使许多药物提前分解，或使糖衣提前溶化，不利于胃肠吸收。如阿司匹林本身对胃黏膜就有强烈的刺激性，在酸性环境中不良反应更大，轻者胃部不适，重者可引起胃黏膜出血。某些碱性药物更不能与果汁同时服用，因为酸碱中和会使药效大减。

（7）服中药时滥加糖：中医认为药食同源，所有的食物均可按四气五味分类。例如，红糖为温性，可以驱寒；白糖为凉性，可以祛火。所以，加糖服药应首先了解药物的性状，凉性的药物可适当加一些白糖，热性的药物可加适量的红糖，这样才不会影响药效。另外，有些中药恰恰是利用苦味达到药效的，因此就不能加糖。中药的化学成分复杂，其中蛋白质、鞣酸等，可以与红糖中的铁、钙结合。

如何正确鉴别药物不良反应

作为慢性病患者，我需要经常服用一些药物，可是"是药三分毒"，很担心会引起药物不良反应，因此想询问一下，需要在家庭经常服药的慢性病患者应该如何鉴别服药引起的不良反应？

近年来，随着科学技术的发展和药物的广泛使用，药源性危害越来越明显地凸现。据世界卫生组织统计，各国住院患者发生药物不良反应的比例在10%～20%,其中有5%的患者因为严重的药物不良反应而死亡。在全世界死亡的患者中,约有1/3的患者死于用药不当。曾有报道,美国住院患者的严重药物不良反应发生率为6.7%,致命的药物不良反应发生率为0.32%。1994年,药物不良反应致死居人口死因的第4位,在心脏病、癌症、脑卒中之后。

对待用药存在两种极端。一些人把药物看作"灵丹妙药",完全依赖药物治疗疾病,认为药物有病可以治病,没病服药也可健身,不合理地随意使用,甚至追求包治百病的"万能药";而另一些人则将药物看作是洪水猛兽,害怕药物不良反应,盲目不服药或少服药,延误疾病的治疗,导致不应有的损害。这些都是人们对药物片面的认识导致的。要正确处理药物不良反应,减少药物不良反应给患者带来的危害,尤其是经常在家庭服药的慢性病患者,学会正确鉴别药物不良反应是十分重要的。正确鉴别药物不良反应,要从以下5个方面综合分析:

(1)从出现反应的时间判断:药物不良反应一定是在用药后发生的,用药前的症状可以排除是药物引起的。用药后根据时间分析:

● 数秒钟或数小时发生的不良反应:常见的有过敏性休克,可在接受药物后突然发生。固定性药疹、荨麻疹、血管神经性水肿,多发生在用药数分钟至数小时内。支气管哮喘也常是药物变态(过敏)反应的一种表现,多发生在用药后数秒至数分钟内。

● 用药后0.5～2小时发生的反应:用药后0.5小时左右,或在2小时内发生恶心、呕吐、胃部不适,可能是药物引起的胃肠道反应。

● 用药1～2周发生的不良反应:药物变态反应中血清

病样反应,一般在用药后1～2周发生,血清病样反应多在首次用药后10天左右发生。大疱性表皮松解萎缩性药疹在用药后几小时至28天内发病。剥脱性皮炎型药疹在10天后开始发病,继1周达到高峰;多形性红斑常在用药后2～7天左右发病。

● 停药后短时间发生不良反应:如长期应用普萘洛尔(心得安)、可乐定降血压,停药后可出现反跳性高血压。连续使用抗凝剂突然停药后,可出现反跳性高凝状态伴血栓形成等。

● 停药后较长时间引起的反应:如保泰松、氯霉素所致再生障碍性贫血可能在停药后较长一段时间才发生。白消安引起的肺部病变常在患者用药后1年以上才出现,停药后仍可继续发生。药物的致胎儿畸形作用发生时间则可晚一些。

(2) 从出现的症状判断:出现的症状是否符合怀疑药物的不良反应类型,主要参考药品说明书中的"不良反应"是否列举出会出现的不适症状。

一般而言,药物的不良反应不同于原有疾病的症状,如阿司匹林、吲哚美辛(消炎痛)等引起的哮喘;庆大霉素、链霉素等导致的耳聋;以及青霉素、碘制剂等酿成的过敏性休克。但也有与原有疾病相同者,如可乐定、甲基多巴等降血压药,若长期应用后突然停用,会造成血压骤升、心率加速,甚至出现颅内出血,需立即抢救;又如贸然停用普萘洛尔,对心绞痛患者会引起较用药前更为严重的症状,常在夜间突然发生,且造成冠状动脉功能不全,甚至发生严重的心肌梗死,有死亡危险。

(3) 排除可能的其他因素:要排除出现的症状是原发疾病或者其他药物引起的。必要时咨询医师或专业药师。

(4) 是否有再激发现象：即是否会再次用药发生同样的反应，如果有再激发现象，不良反应的可能性很大。

(5) 停药或者减量以后，不适症状是否减轻或者消失，如果有也增大不良反应的可能性。

以上5个方面，如果满足3个，就可以高度怀疑是药物不良反应，要及时报告和咨询医师，采取保护措施。发生药物不良反应应该及时通过医师、药师或直接向药品不良反应监测部门报告，并且进行用药咨询，以避免再次发生。发生严重的药物不良反应，应该及时就医。

饮酒对药物疗效有影响吗

俗话说，无酒不成宴。尤其是逢年过节亲朋团聚，餐桌上更是少不了酒。但是，饮酒对药物的疗效是有影响的。因此，正在服药期间的患者，更应谨慎。

酒中含有乙醇，乙醇可加速某些药物在体内的代谢转化，降低药物疗效，诱发药物不良反应。特别是服药时饮酒，可使消化道扩张，增加药物吸收，易引起不良反应。因此，服药时不宜饮酒。

(1) 安眠药与抗凝血药：大量饮酒对安眠药如巴比妥类、甲丙氨酯(眠尔通)，抗凝血药如肝素、双香豆素等有影响，大量饮酒因高浓度乙醇(酒精)对肝药酶的抑制使这些同服的药物在体内的半衰期延长，而产生蓄积中毒。

(2) 安乃近、苯妥英、苯巴比妥：少量饮酒，乙醇(酒精)对肝药酶起诱导作用，使这些药物在体内的代谢加速，半衰期缩短，药效下降。

(3) 镇静药和抗过敏药：如氯丙嗪、奋乃静、地西泮(安定)、氯氮䓬(利眠宁)等精神镇静药，氯苯那敏(扑尔敏)、苯海拉明、赛庚啶等抗过敏药物,如果与酒同服,轻则使人昏昏欲睡,重则使血压降低,呼吸抑制而死亡。

（4）抗心绞痛药：如硝酸异山梨酯（消心痛）、硝酸甘油可骤然地扩张血管。如果与酒合用,酒会加剧这些药物产生不良反应如头痛等。饮酒多,还会引起血压下降、胃肠不适甚至突然晕倒等严重不良反应。

（5）降血压药：如利血平、肼屈嗪（肼苯达嗪）、硝苯地平（心痛定）等,若服药期间喝酒,因酒能引起血管扩张,从而易出现低血压。若饮酒过多,降压药用量又过大,常常会出现休克,严重时可危及生命。

（6）降血糖药：喝酒以后再服降血糖药如苯乙双胍（降糖灵）、格列本脲（优降糖）、甲苯磺丁脲等,因乙醇（酒精）能刺激胰岛β-细胞分泌胰岛素,所以乙醇能增强降血糖药物的作用,引起低血糖性休克,加重药物的不良反应,并可诱发乳酸血症。因此,糖尿病患者长期饮酒,可造成致命性的神经损害,而出现各种神经精神症状。

（7）水杨酸类热镇痛药：如阿司匹林本身能刺激胃黏膜使胃黏膜损伤而引起胃炎等不良反应,如与酒同服,可诱发溃疡或引起急性出血性胃炎,加重出血。

（8）止血药：乙醇（酒精）对凝血因子有抑制作用,加上酒能扩张末梢血管,酒与止血药如维生素K、卡巴克洛（安络血）等的作用正好是对抗的,故酒后不宜服用这些药。

（9）利福平、红霉素和抗血吸虫病药：这些药物本身对肝脏的毒性就大,若与酒合用会使毒性更加严重,并加重对肝脏的损害。

（10）维生素类药物：饮酒会妨碍维生素类药物的吸收,所以服这类药物不宜饮酒,以免影响疗效。

为什么吃药后开车危险可能超过酒后驾驶

> 我是一名司机,准备"五一"节期间带家里人开车出去旅游,为了预防万一,出行准备了一些药品。但是,有人告诉我,开车不能随便服药。真是这样吗?哪些药需要注意?

节假日,许多人想开着私家车或组团出游。作为驾驶员,旅游过程中还要驾驶汽车,辛苦的旅程难免会发生头痛脑热,需要服用一些药物。但是,如果不小心,选药不当,很可能引起交通事故,危及生命安全。

随着现代交通运输业的发展,交通事故也日渐增多,严重地危害着人们的生命与财产安全。据有关资料统计,全世界每年因车祸丧生的人数就超过60万人,留下永久性残伤者在400万以上,一般受伤者则不计其数。在许多国家,车祸已成为第一位意外死亡原因。此外,由交通事故造成的经济损失也相当惊人。药物是导致交通事故的另一个重要原因。据德国专家研究表明,大约11%的交通事故是由于药物引起的。最近几年,德国、英国、美国和日本等多个交通发达国家的科学家对大量的交通事故进行调查,结果不约而同地发现,由于司机服药不慎导致注意力不集中、头晕、头昏、耳鸣、视物不清、反应迟钝、肌张力障碍等所造成的交通事故,比酒后驾车造成的交通事故要多,只是不被人们所认识和重视而已。我国有关交通部门统计,从连续5年所发生的道路交通事故的调查研究发现,有19.76%的交通事故与驾驶员服用药物有关。

能够影响驾驶的药物很多,用药一不小心就可能出事。常见的影响驾驶的药物有:催眠药、抗组胺药、抗感冒药、抗焦虑药、降血压药、一些抗生素、抗心绞痛药、解痉止痛药、驱肠虫药、抗心律失常药等。但应该尤其引起我们注意的有3类:

(1)中长效安眠药:如地西泮(安定)、硝西泮(硝基安定)、苯巴比妥、阿普唑仑(佳静安定)等。

连续服用30天以上或大剂量服用地西泮、氯丙嗪等安定类药物后,个别驾驶员会有眩晕、嗜睡、肌无力、体位性低血压和反应下降等症状,更严重的是容易出现视力模糊、眼球震颤症状,在驾车时容易看不准前方车辆的突变造成交通事故。服用巴比妥类药物、水合氯醛等催眠药的驾驶员除了当晚能尽快安睡外,催眠药的药性会持续2～3天,在第二天开车时仍然会出现头晕目眩、乏力嗜睡和反应迟钝等不良反应。因此建议服用催眠药的驾驶员在2～3天内不要驾驶机动车。

(2)抗过敏药:如异丙嗪(非那根)、氯苯那敏(扑尔敏)、赛庚啶、苯海拉明、布可立嗪(安其敏)等。此类药物用于对付变态反应,也就是常说的过敏反应。这些药物对中枢神经也有明显的抑制作用,常常有嗜睡、眩晕、头痛乏力、颤抖、耳鸣和幻觉等不良反应。嗜睡、眩晕、头痛乏力都会令司机注意力不集中,反应不灵敏,对复杂路面情况失去应有的灵活反应,而颤抖、耳鸣和幻觉等则更严重,对路面状况根本无法作良好判断。值得注意的是,大多数感冒药都含有抗组胺类药物成分,如为了达到减轻鼻塞、流鼻涕等感冒症状的目的,如双酚伪麻(日夜百服宁)、复方盐酸伪麻黄碱(新康泰克)等内含氯苯那敏成分,服用后给驾驶带来隐患。驾驶员应该改服不含组胺药的感冒药,买药时注意看清成分说明。

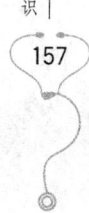

(3) 胰岛素：患有糖尿病的司机，可能会使用胰岛素来降低血糖。但是，司机朋友往往工作需要，饮食不规律，所以使用胰岛素容易引起低血糖的不良反应。低血糖症是由于血液里葡萄糖浓度低于正常水平而出现的疾病，患者经常会出现饥饿、心慌、手抖、头晕、出汗、烦躁、焦虑、全身无力，严重者会出现脑功能障碍，如恍惚、嗜睡、反应迟钝甚至昏迷等症状。美国营养学家相关调查表明，许多车祸的发生都与肇事者血糖水平过低导致反应迟钝有关。我国有关调查发现33%的车祸发生在糖尿病司机身上。因此，血糖过低时开车像酒后驾车一样危险。预防低血糖，首先，注射胰岛素后30分钟内要进食，当活动量增加时，要及时少量加餐，外出办事要注意按时吃饭，服用磺脲类降糖药的患者也应及时加餐；其次，注射混合胰岛素的患者，特别要注意按时吃晚饭及在睡前要多吃些主食或鸡蛋、豆腐干等；再次，随身携带一些糖块、饼干等，以备发生低血糖反应时食用。

家庭容易误用的药物有哪些

> 我是一名退休工人，身体不好，家里经常备有许多药物。想请你介绍一下家庭容易误用的药物。

家庭用药是慢性病患者和老年人用药的主要形式，家庭一些常用药物往往会在有意无意间误用，不但不能治疗疾病，反而易引起不良反应。以下列举一些家庭容易误用的药物的种类和情况。

（1）抗菌药物：代表药物有阿莫西林、头孢氨苄、磺胺、氟哌酸。有的患者治病心切，认为多吃药，病好得快，用抗生素的时候,随意加大剂量,等病情稍有好转又擅自停药。结果病情反复,甚至迁延难愈。药品说明书中规定的剂量,是经过大量试验制定的,减少或增加剂量不仅无法达到治疗效果,往往还会造成不良后果。抗生素还应该用足疗程,用药时间不足的话,有可能无效,或者因为没有彻底治愈而病情复发。

(2)感冒药:代表药物有复方氨酚烷胺(感力康)、复方氨酚葡锌(康必得)、美息伪麻(白加黑)、感冒通等。有些人感冒时喜欢同时服用两种甚至更多的感冒药,以为这样更有利于治疗。其实,不同厂家生产的感冒药有不同的商品名,但有可能里面含有相同的药物成分,多为伪麻黄碱(主要作用是选择性地收缩上呼吸道毛细血管,消除鼻咽部黏膜充血、肿胀、减轻鼻塞症状)和对乙酰氨基酚(主要作用是解热镇痛),有的则添加止咳成分右美沙芬。这就容易导致这种药物成分的过量使用,从而产生毒副作用,比如造成肝功能损害。很多感冒药针对感冒症状,可以轻易控制症状,减轻痛苦,缩短病程。

(3)消炎润喉药:代表药物有金嗓子喉宝、草珊瑚含片等。小于是公共汽车售票员,因为职业的原因,常到药店买金嗓子喉宝,吃了之后嗓子会觉得滋润舒服一些。另外,有些小朋友甚至拿喉片当糖吃,家长也认为"吃喉片总比吃糖好,还能预防疾病"。喉片主要用于治疗口腔、咽喉部的感染性疾病,如咽炎、喉炎、扁桃体炎、鹅口疮、口腔溃疡及口臭等。因其口感清凉、香甜,受到各年龄段消费者的喜爱。但是,如果在没有炎症的情况下滥用,喉片中的抗菌成分会杀灭口腔中的正常菌群,引起菌群失调,反而诱发炎症的产生。也有可能产生一些其他的不良反应。

(4)止咳药:代表药物有川贝枇杷露、喷托维林(咳必清）、甘草合剂。老陈和同事老代都咳嗽，老陈还咳痰，有天老代告诉老陈自己喝了止咳糖浆，现在不咳嗽了。老陈听了也如法炮制，几瓶下来，咳嗽没止住，却发起热来。呼吸道有感染，炎症没有控制，气管和肺内的分泌物最好能排出体外，而咳嗽是呼吸道防御反应的组成部分，咳嗽有助于排痰，所以多痰或者痰液黏稠的情况应选择能祛痰或化痰的止咳药。这时要禁用中枢性镇咳药如可待因等，不然可因抑制咳嗽导致痰液不能排出，引起痰液阻塞，加重病情，甚至发生窒息。

（5）消化系统用药：有些人拉肚子后，一趟趟跑厕所很难受，往往不经诊断，自己盲目服用止泻药。有些患者发生腹泻后，马上就使用止泻剂，这种做法不科学。因为发病初期，腹泻能将体内的致病菌与它们所产生的毒素和进入胃肠道的有害物质排出体外，减少对人体的毒害作用。此时如果使用止泻剂，无疑是"闭门留寇"。因此，腹泻时，应该先到医院检查大便，判断是细菌感染还是其他原因造成的。止泻剂应在医师指导下正确使用。

（6）皮肤科外用药：代表药物有皮炎平软膏、皮康王霜、肤轻松软膏。有些人把激素当成治疗皮肤病的"万能药"，不经皮肤科医师的诊断，稍有不适（尤其是面部），就自选含有激素的药物外涂，结果却诱发了激素依赖性皮炎。皮质激素（俗称激素）具有抗过敏、止痒、抑制炎症等作用。外用的皮炎平、氟轻松（肤轻松）、乐肤液等激素类外用制剂，对多种皮肤病，如接触性皮炎、湿疹、神经性皮炎等是有效的。特别是对这些皮肤病所引起的瘙痒，如果使用得当，有一定的止痒作用。但有些感染性皮肤病，外用了这类药物不但无效，还会使局部抵抗力降低，令病情加重，甚至导致激素依赖性皮炎。如果长期外用激素制剂，还会导致皮肤萎缩。尤其是面部,更应慎重。

为什么节日不可讳医忌药

> 我有高血压,一直服用降压药物。马上要过春节,周围许多人告诉我,大年初一到初五不要吃药,否则会一年身体不好,我有些担心,如果这几天不吃药是否会加重病情?

一年一度的新春佳节即将来临。在这个辞旧迎新、喜庆吉祥的传统节日中,家庭要团聚,亲朋好友要走动,兴致高的朋友可能还会利用新年期间的长假,远走高飞,游览名山大川、异国风光。但是,当我们忙忙碌碌、欢欢喜喜过新年时,千万不要忘记防病保健,节日用药莫入误区,快快乐乐过新年。

春节是我国最重大的传统节日,有些患者忌讳在这一天服药,以免给自己新的一年带来不好的运气。但是长期服药的慢性患者,切记不可突然停药,否则,会导致疾病的复发、加重或恶化,甚至会危及生命。哪些药物需要注意呢?

(1)β-受体阻滞剂:长期服用普萘洛尔(心得安)等β-受体阻滞剂治疗心绞痛,突然停药后,可出现心绞痛症状加重,导致心肌梗死与猝死。为防止停药反应,心绞痛患者撤除β-受体阻断剂时,必须由医师小心监护2~3周,逐渐减少剂量直至最后停药。

(2)中枢性抗高血压药:如α-甲基多巴、可乐定(可乐宁)、胍那苄(氯压胍)、胍环定等治疗高血压药,在血压降至正常之后突然停药,血压可在短期内急剧回升,达到或超过治疗前的水平,并出现出汗、脸部潮红、失眠、易激动、头痛、恶心、心动过速等交感神经活动亢进表现,严重者可发生高血压危象、脑出血。为预防停药反应,患者未经医师许可,不能突然停药。如医师认为有必要停药时,也必须密切观察与监护,以防意外事故的发生。

(3)硝酸酯类:硝酸甘油等硝酸酯类长期服用骤停可致严重的心绞痛复发,甚至因心肌梗死而死亡。这种停药反应可能与患者对硝酸甘油产生耐受性和依赖性有关,连续应用本品1～2周即发生耐药性,剂量越大出现越快,且同类药物之间还有交叉耐受现象。

(4)抗癫痫药:如苯妥英,癫痫患者服用症状得到控制后,如果突然中断使用,可引起癫痫频繁发作,甚至出现癫痫持续状态。因此,癫痫患者服药期间除非发生严重的不良反应必须立即停药外,切忌突然中止治疗。服药期间如饮酒可降低疗效,甚至诱使癫痫发作。

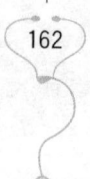

(5)肾上腺皮质激素类药物:如可的松、泼尼松和地塞米松等。这类药在较长时间使用之后,如果突然停用,可使原疾病复发或恶化,出现"反跳"的现象,甚至发生"肾上腺皮质危象"。表现为厌食、恶心、呕吐、乏力、疲倦、昏迷等。

(6)抗精神病药:如氯丙嗪等,精神分裂症患者在服用期间,尽管已有相当一段时间没有发作,但如果突然停药,则会出现精神分裂症现象的急剧恶化。因此,氯丙嗪治疗精神分裂症,应在症状好转后逐渐减量,并在一段时间内应用维持量(每日50～100 mg),以巩固疗效,预防复发。

(7)抗菌药物:如呋喃唑酮(痢特灵)、甲硝唑、头孢菌素(先锋霉素)等药物,服用时饮酒可抑制乙醇的代谢,可引起头痛、头晕、恶心、呕吐、心慌、胸闷、呼吸困难、血压下降等一系列症状。

(8)降糖药物：如格列本脲(优降糖)、二甲双胍、胰岛素等,服药期间大量饮酒,可引起头晕、心慌、出冷汗、手发抖等低血糖反应,严重者可发生低血糖昏迷,若抢救不及时,有生命危险。

(9)抗心绞痛药物：如硝酸异山梨酯(消心痛)、硝酸甘油及硝苯地平(心痛定)等血管扩张剂,服用时饮酒,可引起血管过度扩张,导致剧烈头痛、血压骤降甚至休克。

为了你的身体健康,服用上述药物的患者过节期间不应当忌讳服药,应当按医嘱按时、按量服药。

服用哪些药期间要忌口

前一阶段,由于便秘,我服用一些果导片,效果不佳,后来询问医师,说服用导泻药物期间,不能食用辛辣刺激的食物,而我又喜欢吃辣椒,所以效果不好,忌口以后,很快药效就显示出来了。医师说,很多药物都需要在服药期间忌口,能否介绍一些这方面的情况？

大家都知道药物之间有相互作用,服用时要注意时间和间隔,预防不良反应。其实,药物与食物之间也有许多相互作用,不合理的药物与食物的相互作用,轻者降低疗效,延误治疗；重者还能引起严重的不良反应,危害身体健康。

中药讲究气、味、性等与食物的相互作用较多,许多中药服用期间都需要忌口。中草药汤剂成分复杂,与食物的相互作用比较多,服用时我们应该向开处方的中医师询问需要忌口的事项；对于中成药，我们还可以查看说明书，需要忌口的事项，在中成药说明书中都有说明。

服用西药时，有些药物也应忌口。营养学与药学专家研究发现，食物与药物常常相互影响，一些食物不但影响药物的疗效，甚至能破坏某些药物的治疗作用，但有些食物却对药物有协同作用。一般常见的有：

（1）服用四环素类药物时，不要同时饮用牛奶及奶制品，因牛奶中的钙质可影响四环素的吸收而降低疗效。

（2）服用避孕药时，应多吃一些新鲜蔬菜、水果、动物肝等，因避孕药可降低血中维生素，特别是叶酸和维生素B_6的含量，而这些食物含这类营养素较多。

（3）长期服用利尿剂时，应多吃一些含钾丰富的食物，如马铃薯、冬瓜、西瓜、杏仁、橘子、葡萄等，因利尿剂可使血钾减少而引起低血钾症，特别是合用洋地黄类药物治疗心脏病时更应注意，以免诱发心律失常。

（4）服用甲状腺制剂时，要限制食用黄豆、油菜、萝卜、洋白菜等食物，这些食物可抑制甲状腺激素，不利于疾病的治疗。

（5）服用一轻松、酚酞（果导）片等泻下类药物时，对辛辣之品如辣椒、生姜、葱、蒜、花椒等应慎食。这些食物可拮抗药物的泻下作用，又可引起胃肠充血，产生腹胀、腹痛等症状。

（6）服用镇静、催眠类药物时应忌酒，以免加剧药物的作用而引起中毒反应；服用呋喃唑酮（痢特灵）、利福平、灰黄霉素等药物时也应忌酒，以免增强药物的毒副作用；服用降糖药如甲苯磺丁脲（D860）和氯磺丙脲时也应忌酒，因这类药物能抑制乙醛脱氢酶，在乙醇氧化成乙醛后，由于抑制乙醛脱氢酶不能继续氧化乙酸最后变成二氧化碳和水，可产生"乙醛蓄积综合征"，表现为恶心、呕吐、剧烈头痛、颜面潮红、呼吸困难、低血压等。

（7）服用铁剂及人造补血药时应禁茶，因茶叶中的鞣质可与铁起化学反应而降低疗效；服用镇静、催眠药时也应忌茶，因茶碱有兴奋作用，两者会互相拮抗而失去治疗作用；服用双嘧达莫（潘生丁）时也应忌茶，因双嘧达莫的扩血管作用可由茶碱、咖啡因的作用而失效。

（8）服用降糖药、可的松类药物时，应低糖饮食，以免升高血糖；服用苦味健胃剂时不可同时吃糖，否则苦味被掩盖而使药物作用消失；服用异烟肼类药物时，不可与乳类食品同食，因乳类食品中的乳糖可减少人体对异烟肼的吸收。

（9）服用左旋多巴类药物时，应低蛋白饮食，因其是依靠主动转运从小肠吸收，在转运过程中需要"载体"，但其他芳香氨基酸能竞争同一载体系统，因此高蛋白饮食可降低左旋多巴的疗效，低蛋白饮食则可增强其疗效。

怎样克服慢性病用药成瘾

> 我患有血压高，糖尿病，平时不断服用许多药物，而且一旦不服药就非常担心疾病恶化，时间长了，医师说我有些用药成瘾，可是我就是服用一些正常的药物，怎么会成瘾呢？

患有多种慢性疾病的老年人正确而有针对性地服用一些药物是必要的，因多用药而增加药物弊害的机会也是难免的。但是，长期患病的人，身体各系统的功能都可能有不同程度的衰退，因此，对药物的耐受、解毒、排泄和抵抗药物不良反应的能力大大降低，易在体内积蓄导致中毒。

不合理用药会造成慢性病患者用药成瘾,所以,对于慢性病患者除了必须用药物治疗的疾病外,一般的疾病,不要依赖药物,而应尽量利用其他疗法,如饮食疗法,体育疗法,针灸、按摩、推拿、理疗等,以免除药物对机体的危害。

慢性病患者易患便秘和失眠。失眠是往往因为慢性病患者睡眠时间减少,加上其他原因所致。因此,这种病就不要依赖药物,而应当采取别的办法。可以通过注意生活规律,睡前排除杂念,就会安然入睡。

再如便秘,可以采取饮食疗法,早起空腹喝半碗淡盐开水,或冲点蜂蜜水喝,多吃蔬菜、瓜果和植物油,生活规律,注意多活动,养成定时大便习惯,基本上就可以治好。

(1) 慢性病患者用药成瘾的特点

● 用药时间长,服药量大:慢性病患者用药成瘾,许多人有数年甚至数十年的用药历史,且以口服为主,常常随意增大服药剂量,而不遵医嘱,并在短时间内反复用药,成瘾后,很难停药。

● 不经就医,自主用药者多:许多慢性病患者活动不便,去医院看病,烦琐的程序令人生畏,故患病后,不愿就医。

● 品种多,价格低:易引起慢性病患者成瘾的药物有很多种类:镇静催眠药、呼吸系统药、利尿药、解热镇痛药、消化系统药、激素类药、抗微生物药都有成瘾者,习惯性用药更不是少数,如:去痛片、复方阿司匹林片(APC)、缓释布洛芬、喷托维林(咳必清)、复方氢氧化铝(胃舒平)、甲氧氯普胺(胃复安)、颠茄、泼尼松、复方磺胺甲口唑片、复方甘草片等。这些药最显著特点之一,就是价格低廉。许多人都有10年以上的服药历史,用量大,品种多,其消费总量并不少。

● 联合用药者多：联合用药的本意是提高疗效，降低药物的不良反应，可许多人简单固执地理解为是治病的药物叠加，缺一不可，随后，常可出现几种、十几种药物同时服用的现象。

（2）克服慢性病用药成瘾应该注意以下几点

● 应尽量少用药。尤其切忌不明病因就随意滥用药物，以免发生不良反应或延误疾病治疗。

● 注意不要生搬硬套。有的老年人看别人用某种药治好某种病便仿效之，忽视了自己的体质及病症差异。

● 不要乱用秘方、偏方、验方。患病多缠绵不愈，易出现"乱投医"现象。那些未经验证的秘方、偏方，无法科学地判定疗效，凭运气治病，常会延误病情甚至酿成中毒，添病加害。

● 不要滥用补药。体弱的人可适当辨证地用些补虚益气之品，但若为补而补，盲目滥用，则变利为害。民间就有"药不对症，参茸亦毒"的说法。

● 用药不要"跟着感觉走"。今天见广告中说这好，便用这药；明天见夸那，又改用那药。用药品种不定，多药杂用，不但治不好病，反而容易引出毒副作用。

● 注意长期用一种药的情况。一种药物长期应用，不仅容易产生抗药性，使药性降低，而且还会产生对药物的依赖性甚至形成药瘾。

● 不要滥用三大素。抗生素、激素、维生素是临床常用的有效药物，但不能当"万能药"滥用，滥用也会导致严重的不良后果。

● 不要依赖安眠药。长期服用安眠药易发生头昏脑涨、步态不稳和跌跤，久用也可成瘾和损害肝肾功能。失眠的治疗最好以非药物疗法为主,安眠药为辅。安眠药只宜帮助患者度过最困难的时候。治疗时应交替换用毒性较低的药物。

● 不要滥用泻药。慢性病患者,尤其是老年人常易患便秘,如为此而常服泻药,可使脂溶性维生素溶于其中而排出,再加上乳化脂肪的胆汁分泌减少造成脂溶性维生素A、维生素E、维生素K的缺乏。因此,治疗便秘,最好调节生活节奏,养成每天定时排便的习惯,必要时可选用药物通便。

服完药后可否立即入睡

其实,服完药后是不宜立即睡觉的。因为吃药时喝的水量少,吃完药马上睡觉,往往会使药物黏附在食管上来不及进入胃中。而有些药物的腐蚀性较强,在食管溶解后,会腐蚀食管黏膜,导致食管的溃疡,情况较轻微的只是吞咽时感到疼痛,严重者可能伤及血管而引起出血。此类患者经医师询问病史,多数是因为曾经在近日服用过胶囊类药物,如四环素、感冒胶囊等。一般来说,医师对此病通过询问病史,结合胃镜检查,可以得出明确诊断。常用的治疗方法有服用制酸剂和止痛药,配合流质冷饮食,大约1周左右可痊愈。

正确的服药方法应该是随药多喝些白开水,尤其是服用胶囊包装的药后更要多喝水,因为胶囊包装的药大多腐蚀性强一些。同时吃完药不要立即睡觉,先适当地活动一会儿,让药物彻底下到胃里再平卧,这样就能避免食管黏膜受损伤。

药品说明书应该给吗

现在医院药房拿药，药剂师经常只将药物发给患者，患者常常拿不到药品的外包装和说明书。患者向医院药房索取药品说明书的要求是合理的，因为不了解药物情况不能随便服用，有了说明书如出现什么情况或不良反应能够及时发现停药。如果医院不随药物给出药品说明书，就要向患者解释清楚药物的服用方法和不良反应等情况，让患者能够放心服用。

药物过了有效期还能用吗

规定有效期的药物，应严格按照储存条件妥善保管，尽可能在有效期内用完。在有效期内也应经常注意检查药物外观形状有无异常。在家庭储存常用药时，凡是注明有效期的药物都应尽量少储备。使用时应优先使用近期快要过期的药物，到药店自购药物时，更应注意药物的失效日期，以避免造成浪费，增加不必要的经济负担。

药物过了有效日期，按药品管理法规定，应视为劣药，不宜再用。要知道药物过期不仅仅是药效降低，有些是毒性增加，唯一能弥补的办法是送有关药检部门检验，如仍属合格，可适当延长期限或加紧使用。但是对于家庭储存少量的药物来说，做药检是要收取费用的，得不偿失，还是弃而不用为好。

为什么有的人对某种药品过敏

人体原来没有接触过某种药品,身体里没有对这种药品的抗体,一般不会发生变态(过敏)反应。接触过这种药品后,身体里有了抗体,再遇到这种药品,就可能发生变态反应。另外,有些人的变态反应主要是对药品里的杂质、辅料、添加剂过敏。不同厂家采用不同的生产工艺或生产设备,不同的辅料、添加剂,产品的杂质情况不同,也会出现"原来不过敏,后来过敏"的情况。

哪些药品容易出现药物相互作用

治疗指数低的药物(即剂量稍有变化,药理作用即有明显改变的药物),需要监测血药浓度的药物,酶诱导剂和酶抑制剂都容易发生药物相互作用。包括口服抗凝药、口服降糖药,抗生素类、抗癫痫药、抗心律失常药、强心苷和抗过敏药等。

营养保健品能否与药同用

许多患者在使用中、西药物治疗的同时,还服用营养保健品,以期达到辅助治疗的目的。这就产生了它们之间能否同用的问题。

营养保健品常由滋补食品和补益中药组成,一般与中、西药物之间并无特殊配伍禁忌,可以同用。但少数补益中药与某些中、西药物之间确有配伍禁忌,若同用,一方面不利于营养保健品作用的发挥;另一方面可影响药物治疗效果或产生对人体有害的反应,应该避免同服。

例如,含人参的营养保健品不得与萝卜子、五灵脂、藜芦同用,服用人参时也不宜食用萝卜和不宜喝茶。含甘草、鹿茸的营养保健品不宜长期与水杨酸类、甲苯磺丁脲等合用。因甘草水解后生成甘草次酸,甘草次酸有肾上腺皮质激素样作用;鹿茸也有糖皮质激素成分,与水杨酸衍生物合用易引起消化道溃疡;甘草、鹿茸与甲苯磺丁脲合用可减低后者的降血糖作用。含有仙茅、白芍、桑葚等的营养保健品,因含有鞣质,可能与硫酸亚铁、维生素 B_1、酶制剂发生相互作用,使药效降低,并可与维生素 B_1 结合,使其从体内排出。

营养保健品常由多种物质组成,实际成分一般难以了解。为避免发生配伍禁忌,应将服用营养保健品和服用其他中、西药物的时间错开 1~2 小时为宜。如有疑虑还可请医师指导。

口服药物应当注意哪些问题

口服药物是我们最常见,也是最方便的服药方式,尤其是家庭用药,几乎基本是口服药物。但是,在家庭口服药物也是有许多讲究的,如果不注意这些问题,不但影响药物的疗效,还会增加药物不良反应。以下是介绍一些常见的口服药物应该注意的问题:

(1) 与饮茶的关系:茶叶具有许多保健作用,许多人有饮茶的习惯。的确,饮茶确实有许多益处,但是在服药期间,饮茶就要有许多讲究,合则会降低药效,或产生不良反应。有以下这些药物忌与茶水同服的。

● 含金属离子的药物:如硫酸亚铁、葡萄糖酸钙、乳酸钙、维生素 B_{12}、次碳酸铋等。这些药物与茶叶中的鞣酸结合而在胃肠道中结合产生沉淀。不仅影响药物的吸收和降低药效，而且会刺激胃肠道，引起胃部不适，甚至引起胃肠绞痛、腹泻或便秘等。

● 各种酶类制剂：如胃蛋白酶、胰酶、乳酶生淀粉酶、多酶片等。这些制剂中的蛋白质与茶叶中的鞣酸结合生成鞣酸蛋白，从而使酶失去活性。

● 抗生素：如四环素、红霉素、林可霉素等茶叶中的鞣酸与它们结合会影响其吸收与抗菌力。碳酸氢钠与茶叶中的鞣酸结合会引起分解反应使其失去药效。

● 洋地黄、洋地黄毒苷及地高辛等强心苷类药：这些药物与茶叶中鞣酸结合生成不溶性沉淀物，阻止吸收从而丧失疗效。双嘧达莫（潘生丁）能增加心肌中的环磷腺苷，但茶叶中的咖啡因有抗腺苷作用，从而降低双嘧达莫的疗效。

● 镇静、安神、催眠药：茶叶中的咖啡碱、可可碱、茶碱等具有兴奋神经中枢、强心和利尿的作用与上述药物作用相反，故不宜同用。

● 单胺氧化酶抑制剂：茶叶中的咖啡因为中枢兴奋剂，患者服用呋喃唑酮（痢特灵）、帕吉林（优降宁）、苯乙肼、丙卡巴肼（甲基苄肼）或异烟肼等药物时饮茶可导致高血压危象和脑出血。

● 中药：中药多含酸性物质或生物碱，容易与茶中的鞣酸反应使药物变质。更不能作为保健药长期服用。

（2）与牛奶的关系：牛奶含有丰富的蛋白质、维生素和矿物质，但是不宜用牛奶送服药物。因为牛奶中含有较多的钙、铁和磷等无机盐类物质及丰富的蛋白质，这些成分可与某些药物成分发生作用后影响药物的吸收、利用，降低药效。

（3）与热开水的关系：有些药物因为含酶或本身属于活疫苗，具有热不稳定性。因此不宜用热开水冲服。如胃蛋白酶合剂、小儿麻痹糖丸、维生素C、乳酶生等。

（4）与果汁的关系：果汁含大量维生素、果糖、果酸，属酸性液体。磺胺药与果汁同服，会使小儿的尿中有结晶析出，加重肾脏负担。非类固醇抗炎药如复方阿司匹林、安乃近、吲哚美辛（消炎痛）等对胃黏膜有刺激作用，若在酸性环境中则更易对人体构成危害。需要在小肠中才能被吸收利用的糖衣制剂，在酸性环境中会加速糖衣的溶解，从而使药物失去作用。

家庭储备药品须知有哪些

（1）药品最好用原包装物包装：便于识别，便于掌握服用方法、剂量。如无原包装，应选用干净的小瓶、干燥后装药，并将药物的名称、服法、剂量等写清楚贴在包装瓶上。

（2）建立一张药品明细表：分内服药、外用药两大类，再按药品名、用途、用量、用法、注意事项、失效期等列表，一旦需要即可查表，能够起到方便、安全用药的作用。

（3）避光：西药大多是化学制剂，阳光中紫外线能加速药物变质，特别是维生素、抗生素类药物，遇光后都会使颜色加深，药效降低，甚至变成有害有毒物质。在药房里，可看到许多暗不透光的，有的是棕褐色、有的是蓝颜色的磨口瓶，就是为了避光保存药品不变质。

（4）密封：空气中的氧气能使药物氧化变质。所以，无论是内服药还是外用药，用后一定要盖紧瓶盖，以防药物氧化变质失效。

(5) 干燥：有些药品极易吸收空气中的水分，而且吸收水分后便开始缓慢分解失效。

(6) 阴凉：药物的化学反应随温度的上升而加快，温度上升 10℃，化学反应速度可增加 2～4 倍。因此，药品的存放位置，应选择在家中最凉爽干燥处。

(7) 注意有效期：要经常（一般为 3～6 个月）、定期检查药品是否超过有效期或变质失效。如发现药品超过有效期限，药片变色、松散、潮解、有斑点，胶囊有粘连、开裂，丸药有虫蛀、霉变，糖浆、膏滋类药发霉、发酵，药水混浊沉淀，眼药水混浊有絮状物等情况时，均应及时处理和更换。

(8) 药品必须存放在安全可靠的地方：不要让孩子和精神有异常的患者随时拿到，以免偷服、误服发生中毒。家庭用的外用药、消毒、灭蚊、灭蝇药，绝不可混放，以免发生意外。

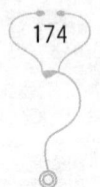

为何睡觉前勿服止咳药

有些患了咳嗽病的人，喜欢在睡前服用止咳药，认为这样可以防止夜间咳嗽而不影响睡眠，其实这种做法不好。

止咳药之所以能够止咳，是因为它能作用于咳嗽中枢、呼吸道感受器和感觉神经末梢，抑制咳嗽反射，虽然止咳药止住了咳嗽，但它造成了呼吸道中痰液的潴留，容易阻塞呼吸道。入睡后副交感神经的兴奋性增高，导致支气管平滑肌的收缩，使支气管腔变形缩小。在越发狭窄的管腔里，加上痰液的阻塞，会导致肺通气的严重不足，造成人体缺氧，出现心胸憋闷、呼吸困难等，结果不仅不能通过服用止咳药来安然沉睡，反而会因此加重身体的不适。

因此，咳嗽患者切忌盲目使用止咳药，痰浓稠者宜用化痰类止咳药。那些有中枢抑制的患者,服止咳药时更宜谨慎。

为什么胶囊不可以打开服用

有些患者嫌胶囊不好吞,老人和小孩更觉胶囊难吞,于是干脆把胶囊打开,将其中的药粉倒出来服用,这样做是不对的。

因为药物用胶囊的目的有三,一是为了掩盖某些药物中不良气味;二是药物不需在胃中而必须在肠中溶解,精制成肠溶胶囊剂以保证药物效力充分发挥;三是为了使药品整洁美观,使患者不至于产生厌恶感,增强战胜疾病的信心。如果把药粉倒出来服,不但影响疗效,而且还会产生一些不良反应。

为什么不可滥用速效感冒胶囊

速效感冒胶囊又名速效伤风胶囊,近几年来几乎成了家庭必备药品,许多人咳嗽、头痛、流涕、咽痛都服用它,甚至还常用来预防感冒,这是不对的。本品大剂量服用会引起中毒反应,甚至危及生命。曾有人一次服用7粒速效感冒胶囊发生氯苯那敏(扑尔敏)中毒,经抢救才脱险。

速效感冒胶囊内含有人工牛黄、氯苯那敏(扑尔敏 3 mg)、咖啡因(15 mg)和对乙酰氨基酚(扑热息痛 250 mg),其中对乙酰氨基酚是一种非甾醇解热镇痛药,过敏体质的人服用可导致粒细胞减少、过敏性皮炎;肾功能减退的患者服用,可致间质性肾炎,甚至引起急性肾功能衰竭。

为什么变了色的药片不能吃

有很多药品（药片）如果放置时间久了，就会出现颜色的变化，有的由白色变成黄色或黄褐色，还有的变成淡棕色。这些现象均说明药片已发生了某种化学变化。这些变化可由空气中的氧气、日光的照射及其他原因引起。在阳光下，药片如果放置时间过长或保管不当均能与空气中的氧及其他物质发生化学反应，使药物变色变质，从而失去疗效，甚至出现不良反应。

那么哪些药物变色以后就不能再服用了呢？这需根据具体情况而定，如维生素C，本来是白色，时间稍长可变成淡黄色，此时它已变成去氢抗坏血酸，在胃酸的环境条件下，还可转变成维生素C，所以还能服用。但如果颜色过深，变成棕黄色，这说明去氢抗坏血酸已进一步水解生成了酮古罗酸，就不能再服用了。胃蛋白酶、健脑合剂也是如此。属于这类情况的药片还有维生素B_6、复方芦丁片、索密痛片、异烟肼片、安乃近片等。

有些药片颜色稍有改变，就说明已经变质，有的甚至生成有毒的物质，此时就不能再用了。属于这类的药片有：叶酸片、盐酸麻黄碱、对乙酰氨基酚（扑热息痛）、对氨基水杨酸钠等。

有些药片由于保存时不注意密闭，在空气中暴露时间过长，因风化作用也可发生变质失效。如枸橼酸钠、阿托品、奎宁等，还有的受潮后，药片上易出现霉点，如丁维钙糖片、甲状腺片、复方五味子片、黄连素（糖衣片）、土霉素（糖衣片）等，无论变质还是发霉均不应再服用。

为什么购药不宜只看药名

一位患有高血压的患者,长期服用硝苯地平控制血压,近期由于工作劳累,压力大,经常出现心悸和胸痛的症状,自己就在药店购买了一种称为"心痛定"的药物,结果服用后,症状不但没有好转,还出现了头面水肿、恶心等症状,及时就诊才知道,原来硝苯地平的商品名为心痛定,是同一种药物,过量服用导致了不良反应的发生。

确实药物的种类、名称繁多,当你选购时切记不能只看药名,不看"作用与用途"或"功效与主治"。因为某些药物名不符实,如有一种药叫"小儿安",成分有磺胺甲基嘧啶、磺胺脒、碳酸氢钠等,主要用于消炎及治疗痢疾。绝非是小儿啼哭服用本品即能安静。又如"人参再造丸",给人以起死回生的印象,不少人把它当作补药吃,其实这种药只能治疗四肢麻木及中风等证。还有人把"肥儿丸"给身体瘦弱的小孩服用,希望孩子吃了就肥胖起来,其实它只是一种治疗消化不良的药物。那么,药品为什么有这么多名字呢?这与同一种药品不同的取名方法有关。

(1) 以药物化学成分命名:若是西药则根据药品的化学结构命名,即药品的化学名。如对氨基水杨酸钠、硫酸亚铁。若是中药则以主要药材命名,如木香槟榔丸、益母草膏等。

(2) 以药物效能命名:如西药胃舒平(通用名复方氢氧化铝)、降压灵(通用名萝芙木)等。如中药跌打丸、活络丹、安神补心丸等。

(3) 药病结合:将药物名称与疗效结合起来命名,西药里这类命名比较少,如溶菌酶;中药中以此法命名的比较多,如银翘解毒丸、藿香正气水等。

(4)译名:进口药常根据拉丁文名、英文名等音译或意译成中文,如阿司匹林、非那根(通用名异丙嗪)、胃得乐(通用名复方碱式硝酸铋)、扑尔敏(通用名氯苯那敏)等。

正因为有这么多的取名方法,同一种药品就有可能有几个名字,购买某种药品一定要多询问并仔细阅读说明书,避免重复买药或买错药,造成严重后果,最可靠的办法是在医师或执业药师指导下购药服用。

怎样识别伪劣药品

(1)看标签:购买整瓶、整盒的药品,要先看标签印刷得是否正规、项目是否齐全。

国家规定:药品的标签必须印有注册商标、批准文号、药品名称、产品批号、生产企业。其中商标和批准文号尤为重要,如果没有或印刷得不规范,即可视为假药。

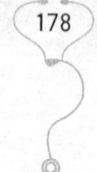

(2)看药品:无论针、片、丸、粉和水、酊剂以及药材,凡见有发霉、潮解、结块或有异臭、异味;片剂色泽不一致者,即可视为劣药。标签上都印有有效期,凡超过有效期的药品,也可视为劣药。

(3)看真假:游医和地摊药贩及"卖艺人",这些人为了赚钱,大都信口开河,或说"奉送",或说"无效退款"等,实则都在欺骗人,卖的是假药。街头墙上张贴的广告,吹嘘所谓"祖传秘方"、"包治"某某的药,基本上都是假药。求神弄鬼"讨来"的药,不需鉴别,都是假药。

怎样识别药物是否变质

药物是否变质,是药物是否有效的关键问题。家庭中可以通过仔细观察药物的外观性状:色、嗅、味等形态来识别药物是否变质。如药物出现下列情况,表明药物已变质,不能再使用了。

(1) 片剂:白色药片变黄,表面粗糙、疏散或潮解,或有结晶析出。药片上有斑点、发霉、虫蛀、有臭味等。

(2) 糖衣片:有粘片或黑色斑点、糖衣层裂开、发霉、有臭味等。

(3) 冲剂:正常的都是能疏散滚动的干燥颗粒。如见其发黏结块、溶化、有异臭等。

(4) 胶囊及胶丸:如见有明显软化、破裂、漏油、或互相粘连等。糖浆:药液不论颜色深浅,都应澄清无异物。如见有较多沉淀物或发霉等。

(5) 粉针剂:若发现瓶内药粉有结块、经摇动不散开、药粉粘瓶壁,或已变色等。

(6) 水针剂:如见药液颜色变深、浑浊、沉淀或有霉点、絮状物等。但须注意,有些针剂(如甘露醇)在冬季低温下,会产生结晶,经隔水加以微温后,可使之溶化,并非变质。

(7) 混悬剂及乳剂:如有大量沉淀,或出现分层、经摇亦不匀者。

(8) 栓剂、眼药膏及其他药膏:若有异臭、酸败味,或见明显颗粒干涸及稀薄、变色、水油分离等。

(9) 眼药水、滴鼻剂:如药液中有结晶、絮状物,或见浑浊、变色等。

（10）中成药丸、片剂：如发现霉变、生虫、潮化、蜡封丸蜡封裂开等。

怎样识别药物的批号和有效期

批号是药品每批生产的时期，一般采用6位数，前2位数表示年，中间2位数表示月，末尾2位数表示日，如"930615"即表示此药是1993年6月15日生产出来的。如印有"930615—2"即表示此药是1993年6月15日第二批生产出来的。药物的有效期，是经过一系列科学实验，观察其在一定存储条件下，从生产出来之日算起，一直能够保持药效的时间而订，一般以整年计算。如批号为"930615"、有效期为3年，即表示该药物的有效期，是从1993年6月15日起，到1996年6月15日止，即1996年6月15前有效。有的药品，标有失效期，如"失效期"1996年6月"，是说到1996年6月1日就失效了。有效期和失效期，虽同是一个月份，但天数相差15天，应加以注意。

假如药品超过有效期，原则上应停止使用，如果药品保管得当，稍微超过有效期，还可能保持原有疗效，或稍有降低。如因条件所限，仍想使用此药，最好请有经验的人员检验一下，得到允许后再用，否则会延误治疗。

常用的有效期药物有：青霉素、链霉素、红霉素、庆大霉素、卡那霉素、四环素、麦迪霉素、制霉菌素、胰岛素、胰酶片、乳酶生、硝酸甘油片、利福平、脑垂体后叶素、三磷酸腺苷、丙种球蛋白、各种疫苗、血清、抗毒素以及激素（如泼尼松、地塞米松）等。

怎样阅读药品说明书

说明书最前端通常是药品的名字与许可证号。药品的许可证一般由各省卫生部门核准颁发。如果写的是"×卫药准字第×××号",表示该药品由国内某省卫生厅核准制造的;如果是"卫药输字第×××号",则指该药品是由国外制造而输入进口的。

(1) 药名:药品的名字通常可分为商品名或通用名。通用名是世界通用的,从任何教科书或文章上看到的应该是同一个名称,一般以英文和译文表示。至于商品名,每一家生产药厂都可为它的产品取一个商品名。因此,相同成分的药品,或是通用名相同的药品,可有很多个商品名。不同的商品名,意味着不同厂家的产品。

(2) 主要成分:有些药品为单一成分,有些为复合成分(复方)。成药里复方产品居多,医师处方药则单方居多。此处标明的多为主要成分。如感冒清的主要成分为板蓝根、山芝麻、岗梅根、穿心莲、对乙酰氨基酚(扑热息痛)、盐酸吗啉胍等。

(3) 适应证:或称作用与用途。即根据药品的药理作用及临床应用情况,将使用本品确有疗效的疾病列入适应证范围。此项在一些中成药的说明书中常用"功能与主治"表示。

(4) 用法与用量:说明书上的药品用量通常指成人剂量。儿童剂量则要根据年龄或体重计算。有些药品也有注明儿童用量的。许多中西药的重量用克(g)、毫克(mg)等表示,容量用毫升(ml)表示,并按 1 g = 1 000 mg,1 L = 1 000 ml 的比例换算。如每片 0.5 g 与每片 500 mg 是相同表示法。药物用量常注明1日几次,每次多少量;儿童常用每日每千克体重多少量来表示。有些药物如生化制剂或抗生素,常用"生物效价"来计算用量,并以"国际单位"(IU)来表示。中药计量单位以克(g)来表示。至于药品的用法,则需根据该药的剂型和特性,注明为口服、肌内注射、静脉用药、外用及饭前服、饭后服、睡前服等。患者应严格按照说明书注明的方法用药。

(5)不良反应:许多药物在使用过程中会出现各种不同的不良反应,除药物本身的特性外,还与用药者的自身素质、健康状况有关。如有过敏体质的人使用青霉素、链霉素容易发生变态(过敏)反应。有些药品口服后会刺激胃肠道引起恶心、呕吐等反应,有些药物对肝、肾有毒性,使用过程中容易引起肝、肾功能损害等,这些不良反应在说明书中应简要注明。

(6)注意事项:为了安全使用药物,必须列出该药的慎用、忌用和禁用对象。

(7)规格:是指该药每片或每支的含量。

(8)贮藏:此项为药品保存中的一些要求,多数药品均需避光,密闭并在阴凉干燥处保存;许多生物制品均需冷藏或低温保存。

(9)有效期、保质期或失效期:许多药品均注明有效期,药品超过有效期或达到失效期后则为过期失效。

(10)批号:药品批号一般表示该药的生产日期。但须注意:一些欧洲国家进口药的年月日写法常常倒过来表示,按日、月、年排列;美国进口药大多按月、日、年排列;日本进口药大多按年、月、日排列;俄罗斯等独联体国家,则常用罗马字代表月份。

怎样理解"剂量"、"常用量"、"极量"和"致死量"

药物的不同用量会起到不同的效果,所谓用量就是"剂量",即用药的分量。剂量太小,达不到体内的有效浓度,起不到治疗作用,有的小剂量就称为"无效量"。当剂量增加到出现最佳治疗作用时,这个剂量就叫做治疗量,即"常用量",也就是通常治病时所需的分量。在常用量的基础上再增加剂量,直加至即将出现中毒反应为止,这个量就称为"最大治疗量",也就是"极量"。用药超过极量时,就会引起中毒,这就是"中毒量"。在中毒量的基础上再加大剂量,就会引起死亡,此剂量即称之为"致死量"。

怎样理解"毒药"、"剧药"、"限剧药"和"麻醉药"

毒药:是指毒性大、治疗量与致死量相近,使用不当会致人体药物中毒或死亡的药品,如士的宁、三氧化二砷等。

剧药:是指作用剧烈,容易发生中毒的药物。常见的有秋水仙碱、硫酸阿托品、洋地黄毒苷、长春新碱、巴比妥、奎尼丁、扑米酮(扑痫酮)、可乐定等。

限剧药:是指毒性较强而又常用的剧药,如氨茶碱、地巴唑。

麻醉药:是指能使机体感觉消失,尤其是痛觉消失以利于进行手术的药物。按临床应用分为全身麻醉药和局部麻醉药两种。

为了用药的安全,国家对毒剧药有严格的管理规定,毒剧药中大部分为医院处方药,即到药店无法购到,仅少数是非处方药物,自己可以到药店购到,如氨茶碱等。家庭使用毒剧药时,一定要严格遵医嘱或遵循说明书,严禁随意增加剂量或次数,否则会有生命危险。

怎样理解"慎用"、"忌用"和"禁用"

慎用:提醒服药人在服用本药时要小心谨慎。就是在服用之后,要细心地观察有无不良反应出现,如有就必须立即停用;如没有就可继续使用。所以,"慎用"是告诉你要慎重,不是说不能使用。

忌用:比慎用进了一步,已达到了不适宜使用或应避免使用的程度。标明忌用的药,说明其不良反应比较明确,发生不良后果的可能性很大,但人有个体差异而不能一概而论,故用"忌用"一词以示警告。

禁用:这是对用药的最严厉警告。禁用就是禁止使用。

怎样理解"饭前"、"饭后"和"睡前服药"

口服药物是在饭前、饭后服用或睡前服用,因用药目的而各不相同,须根据药物吸收、排泄的时间,以及药物对胃肠道有否刺激而决定。

1. 饭前口服药

饭前由于胃和小肠腔内基本上无食物,此时服药,不会受食物的干扰而影响吸收,能迅速而完全地发挥药物的作用。因此，凡是要求药物充分、快速吸收，而无刺激性的药物，均应在饭前口服。饭前口服的药物有：

（1）健胃制酸药：如复方氢氧化铝（胃舒平）、钙铋镁、氢氧化铝及中药龙胆大黄合剂、番木鳖酊等。

（2）止泻收敛药：如活性炭、次碳酸铋、鞣酸蛋白等。

（3）贵重药品：如十全大补丸、六味地黄丸等。

（4）胃肠解痉药：如阿托品、颠茄、止吐泻药等。

（5）利胆药：如硫酸镁、胆盐等。

（6）驱虫药：如驱蛔灵、甲咪唑等。

2. 饭后口服药

除必须在饭前服下和必须在睡前服下的药物，其余都可在饭后口服。特别是对胃有刺激性的药物，如阿司匹林、水杨酸钠、保泰松、吲哚美辛（消炎痛）、奎宁、硫酸亚铁、三溴片、黄连素等必须在饭后服；因油类食物有助于吸收的药物，如灰黄霉素，亦应在饭后服；由于饮食而使机体利用度降低的药物，如呋喃妥因、普萘洛尔（心得安）、苯妥英等，最好在饭前1小时或饭后2小时口服。

3. 睡前口服药

（1）泻药：如大黄、酚酞等，服后8～12小时见效，睡前服下，第二天上午排便，较为理想。

（2）催眠药：如水合氯醛、苯巴比妥等，为使适时入睡，可在睡前临时或提前服用。

用药为什么不宜超剂量

某些人认为，剂量越大，见效越快，其作用也大，对疾病的驱除更有力，其实这是非常错误的。一种药物的用量，是经过严格的科学实验和大量的临床观察而确定的，绝不是随意制定的。药物用量超出治疗剂量范围,轻则产生毒性和不良反应,损害人体健康,重则危及生命。专家们认为,一般药物的疗效,不会因为剂量增加而提高,相反只会增加其肝肾功能的排泄负担,损害脏器。据统计表明:患者用药后引起的不良反应,90%以上都是由于用药过量而引起的。例如过量服用四环素或对乙酰氨基酚(扑热息痛),都会损害肝脏;链霉素用量过大,可引起头晕、耳聋;庆大霉素用量过大,可引起尿蛋白和血尿等。常用的营养药多吃、超剂量服用,同样也没有好处。如超剂量服用鱼肝油或维生素 A,会引起骨痛、皮肤发痒、毛发脱落、食欲减退等症状。中药及中成药也不宜超剂量服用,有小儿因服用超剂量的六神丸而致中毒、休克、死亡的报道。因此,无论是西药还是中成药治疗疾病,只有按医嘱,合理用药,才能起到药到病除、增进健康之用,切不宜超剂量用药。

用药为什么不宜求杂

有些患者生病性急,求治心切,恨不得一吃药就好。往往八方求医或自购对该病有疗效的药物,因此常会发生用药很杂的现象,少则 3～4 种,多则 7～8 种,甚至 10 多种药物一起用。多种药物联用,如果配伍不当,加之药物之间的相互作用,不良反应的发生率会成倍地增加,联合用药品种越杂,不良反应率越高。因此,家庭用药中对联用多种药物一定要慎重,必须根据病情的需要,由医师确定,不要自作主张盲目行事。

用药为什么不宜求贵

药价的贵贱,不是根据药物对某一疾病的疗效而定,而是根据其原料成本、工艺过程、销售环节等因素决定的。如螺旋霉素的售价，约等于红霉素的几倍，而它对金黄色葡萄球菌的抗菌作用，仅是红霉素的1/32；又如十几元的麦迪霉素、头孢菌素（先锋霉素）对感冒的治疗，却不如只有几毛钱的病毒灵和对乙酰氨基酚（扑热息痛）有效。当然，不能说贵药都不是好药，贵药对了症，自有贵的价值。人参价钱贵，在危急救治方面，与功用相同但价格低廉的党参比，人参的疗效显著。然用人参去治疗感冒却不仅无效，或许还会带来不良反应。所以，治病不在于药贵不贵，而在于对不对症。治疗对症，疗效显著，吃贵药当然也值得，但如果只片面强调贵药便是好药就错了。

用药为什么不宜求新

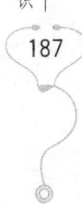

众所周知，一种新药的问世，尽管经过临床使用，证实有较好的临床疗效，但这些药物中的很大一部分实际效果、毒副作用的实践检验时间不很长，病例亦有限，难以全面、准确地反映其实际性能。随着时间的推移，其中很大一部分新药由于疗效不佳或毒副作用重而被淘汰。而真正经得起考验的，确能超过原有同类药物疗效的新药，则为数不多。例如：20世纪70年代，抗结核新药利福平问世后，当时对它的宣传有的几乎达到了理想化的程度。然而，经过数年的临床实践和基础研究发现，它的抗结核效果仅与异烟肼相当，而价格则是后者的几十倍。在单独应用利福平时，结核杆菌对它极易产生耐药性，使它迅速失效。有的患者使用后出现了肝损害等不良反应。事实证明，一种新药的出现，有一个探索、实践、检验的过程，患者不宜盲目追求。因此，家庭用药切记：对症下药，疗效显著就是好药，切忌一味地迷信新药。

家庭用药有哪些注意点

药物本身的作用,要一分为二地看,它有治病的一面,同时也可产生不良反应,家庭用药须注意以下几点:

(1) 明确诊断,有的放矢。如发热时先要查清原因,不要动不动就应用抗生素。腹痛原因不明者,切忌打止痛针,否则不仅增加患者负担,更严重的是遮盖症状,延误病情。

(2) 在明确诊断的同时,要了解其他并存的疾病及过敏史,例如老年哮喘患者要了解有无高血压史,否则选用肾上腺素治疗,可能会发生危险。心绞痛伴有支气管哮喘的患者,使用普萘洛尔(心得安),可加重支气管痉挛。患有慢性肝病的患者,应避免应用对肝脏有损害的药物,以防进一步损害肝脏,加重病情。对过敏体质及有过敏史的人,用药应特别慎重。如对青霉素、磺胺类药过敏的人,可选用其他抗菌药物。

(3) 注意药物的相互作用。临床上联用两种或两种以上药物的目的,在于能取得更好的疗效。但是如果不考虑药物间的相互作用,就会使药物原有的作用降低,甚至产生不良反应。如磺胺嘧啶钠针剂加入葡萄糖液中,时间稍长即可析出结晶性沉淀;使用氨基糖苷类抗生素时,如同时使用呋塞米(速尿)或利尿酸,常可加重听神经的损害;氯丙嗪引起的血压过低,如用肾上腺素升压,不但不能使血压上升,反而使血压更加急剧下降。

(4) 不可任意加大剂量或过早停药。患者治病心切,认为多吃药,病好得快,其实不然。如青霉素杀菌浓度以最低抑菌浓度的 5~10 倍为佳,高于此浓度杀菌能力并不增加,反而会增加毒性反应。哮喘患者服氨茶碱,用量过大会使心跳加快。所以用药剂量,必须严格遵守医嘱。过早停药,也是治疗失败的重要原因。如治疗结核病需要长期服药,可是有些患者症状稍好一些就不再服药了。结果疾病好好坏坏,药物停停用用,疾病迁延不愈,这不仅浪费药物,而且会产生耐药性,增加治疗的难度。

静脉补液时自行缩短输液时间行吗

回答是肯定不行。临床上碰到有些患者把补液擅自加速,或有些人为了方便把一天分二次的用量在短时间内滴完,这是绝对不可取的。尤其是抗菌药物更不能这样。在我们的收集到的药物不良反应报告中有50%以上是因抗菌药物而引起,有用林可霉素与克林霉素致残致死,有用头孢拉定、头孢曲松钠、头孢噻肟钠引起皮疹、血尿、肾功能异常,甚至有过敏性休克而死亡,环丙沙星引起静脉炎等,这与用法、用量有明显的关联,而且从药物在体内的血药浓度维持也是不合理及不科学的。

静脉补液中出现浑浊、沉淀了还可以用吗

在输液中发现有褐色沉淀(块状)物,这肯定属异常情况,应立即报告医师,停止输该瓶液体。至于是否有其他药物混入,可核对一下医嘱到底用些什么药,有无配伍禁忌,或者药物时间长了起化学作用等,必要时可作鉴定。

挂号费丛书·升级版
总 书 目

1. 专家诊治糖尿病并发症　　（内　　科）
2. 专家诊治痛风　　　　　　（内　　科）
3. 专家诊治血脂异常　　　　（内　　科）
4. 专家诊治过敏性疾病　　　（内　　科）
5. 专家诊治失眠症　　　　　（内　　科）
6. 专家指导高血压治疗用药　（内　　科）
7. 专家诊治冠心病　　　　　（心内科）
8. 专家诊治高血压病　　　　（心内科）
9. 专家诊治心肌梗死　　　　（心内科）
10. 专家诊治心律失常　　　　（心内科）
11. 专家诊治心脏疾病　　　　（心胸外科）
12. 专家诊治血管疾病　　　　（心胸外科）
13. 专家诊治消化性溃疡　　　（消化科）
14. 专家诊治慢性胃炎　　　　（消化科）
15. 专家诊治胃病　　　　　　（消化科）
16. 专家诊治肠道疾病　　　　（消化科）
17. 专家诊治脂肪肝　　　　　（消化科）
18. 专家诊治肝病　　　　　　（消化科）
19. 专家诊治胆囊炎与胆石症　（消化科）
20. 专家诊治胰腺疾病　　　　（消化科）
21. 专家诊治肥胖症　　　　　（内分泌科）
22. 专家诊治甲状腺疾病　　　（内分泌科）
23. 专家诊治甲状腺功能亢进症（内分泌科）
24. 专家诊治糖尿病　　　　　（内分泌科）
25. 专家诊治更年期综合征　　（内分泌科）
26. 专家诊治支气管炎　　　　（呼吸科）
27. 专家诊治支气管哮喘　　　（呼吸科）
28. 专家诊治肺炎　　　　　　（呼吸科）
29. 专家诊治肺病　　　　　　（呼吸科）
30. 专家诊治肺结核病　　　　（呼吸科）
31. 专家诊治打呼噜与睡眠呼吸障碍（呼吸科）
32. 专家诊治中风　　　　　　（神经科）
33. 专家诊治老年期痴呆　　　（神经科）
34. 专家诊治癫痫　　　　　　（神经科）
35. 专家诊治帕金森病　　　　（神经科）
36. 专家诊治头痛　　　　　　（神经科）

37. 专家诊治眩晕症　　　　　（神　经　科）　　54. 专家诊治子宫疾病　　　　（妇　　科）

38. 专家诊治肾脏疾病　　　　（肾　内　科）　　55. 专家诊治妇科肿瘤　　　　（妇　　科）

39. 专家诊治肾衰竭尿毒症　　（肾　内　科）　　56. 专家诊治女性生殖道炎症　（妇　　科）

40. 专家诊治贫血　　　　　　（血　液　科）　　57. 专家诊治月经失调　　　　（妇　　科）

41. 专家诊治类风湿关节炎　　（风　湿　科）　　58. 专家诊治男科疾病　　　　（男　　科）

42. 专家诊治乙型肝炎　　　　（传　染　科）　　59. 专家诊治中耳炎　　　　　（耳鼻喉科）

43. 专家诊治下肢血管病　　　（外　　　科）　　60. 专家诊治耳鸣耳聋　　　　（耳鼻喉科）

44. 专家诊治痔疮　　　　　　（外　　　科）　　61. 专家诊治白内障　　　　　（眼　　科）

45. 专家诊治尿石症　　　　　（泌尿外科）　　　62. 专家诊治青光眼　　　　　（眼　　科）

46. 专家诊治前列腺疾病　　　（泌尿外科）　　　63. 专家诊治口腔疾病　　　　（口　腔　科）

47. 专家诊治乳腺疾病　　　　（乳腺外科）　　　64. 专家诊治皮肤病　　　　　（皮　肤　科）

48. 专家诊治骨质疏松症　　　（骨　　　科）　　65. 专家诊治皮肤癣与牛皮癣　（皮　肤　科）

49. 专家诊治颈肩腰腿痛　　　（骨　　　科）　　66. 专家诊治"青春痘"　　　　（皮　肤　科）

50. 专家诊治颈椎病　　　　　（骨　　　科）　　67. 专家诊治性病　　　　　　（皮　肤　科）

51. 专家诊治腰椎间盘突出症　（骨　　　科）　　68. 专家诊治抑郁症　　　　　（心　理　科）

52. 专家诊治肩周炎　　　　　（骨　　　科）　　69. 专家解读化验报告　　　　（检　验　科）

53. 专家诊治子宫肌瘤　　　　（妇　　　科）　　70. 专家指导合理用药　　　　（药　剂　科）